Dr A. PÉREZ

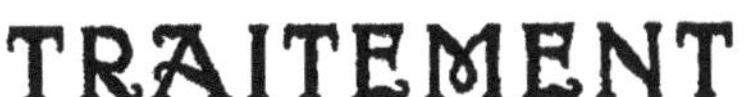

TRAITEMENT de L'HYPERTROPHIE PROSTATIQUE

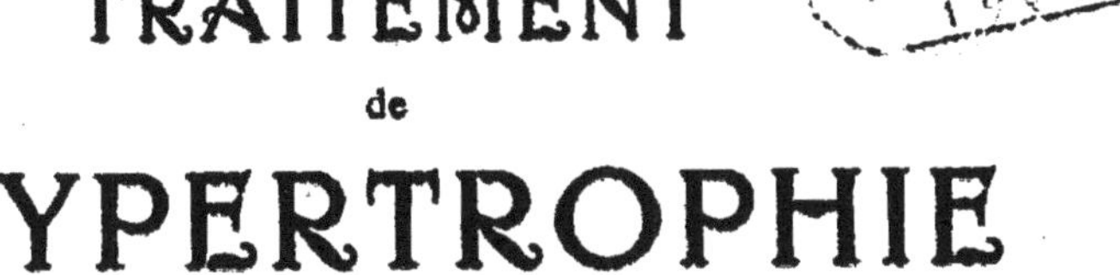

PAR LA RADIOTHÉRAPIE

(Méthode du Dr Th. Nogier)

TRÉVOUX
IMPRIMERIE J. JEANNIN
1922

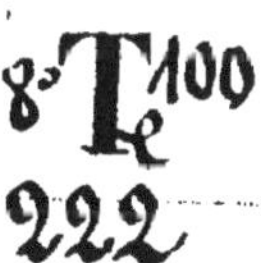

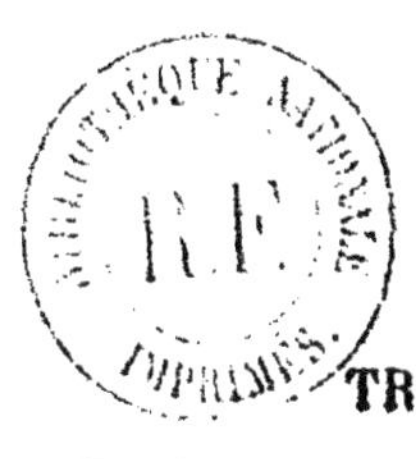

TRAITEMENT
DE L'HYPERTROPHIE PROSTATIQUE
PAR LA RADIOTHÉRAPIE

(MÉTHODE DU D^r TH. NOGIER)

Dr A. PÉREZ

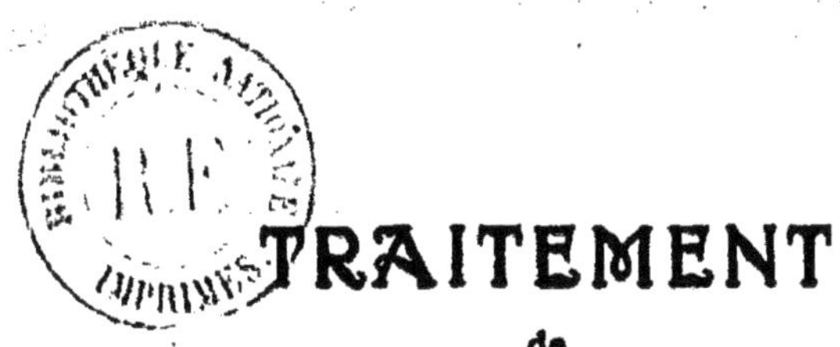

TRAITEMENT
de
L'HYPERTROPHIE PROSTATIQUE
PAR LA RADIOTHÉRAPIE

(Méthode du Dr Th. Nogier)

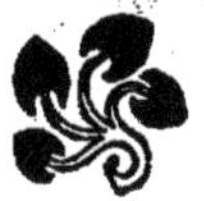

TRÉVOUX
IMPRIMERIE J. JEANNIN
—
1922

A LA MÉMOIRE DE MA GRAND'MÈRE

A MON PÈRE ET A MA MÈRE

Faible témoignage d'une profonde reconnaissance et d'une affection infinie.

A MES FRÈRES ET SŒURS

A TOUS CEUX QUI ME SONT CHERS

A LA MÉMOIRE DE MES CAMARADES

TOMBÉS SUR LE CHAMP D'HONNEUR

A MON PRÉSIDENT DE THÈSE

Monsieur le Professeur V. ROCHET

Professeur de Clinique des maladies des voies urinaires.

Qu'il veuille bien accepter ici, avec nos remerciements pour l'honneur qu'il nous fait, l'hommage de nos sentiments les plus respectueux.

A Monsieur le Docteur Th. NOGIER

**Professeur agrégé à la Faculté de Médecine de Lyon,
Chef de service de Radiologie et d'électrothérapie à la Polyclinique Saint-Charles.**

Nous sommes heureux de pouvoir lui exprimer ici toute notre gratitude et notre profonde admiration. Grâce à sa bienveillance, nous avons pu, en suivant son service, profiter de son précieux enseignement et apprécier ses hautes qualités de maître et de savant. Nous lui devons l'idée de cette thèse. Pendant l'élaboration de ce travail, il ne nous a ménagé ni son temps, ni ses excellents conseils. Qu'il veuille bien trouver ici un modeste hommage de notre vive reconnaissance.

A Monsieur le Docteur DUROUX

**Professeur agrégé à la Faculté de Médecine de Lyon,
Chirurgien en chef de l'hôpital Sainte-Foy.**

Nous éprouvons un grand plaisir à pouvoir lui adresser ici tous nos remerciements et lui exprimer notre vive reconnaissance pour son accueil amical et les bons conseils qu'il nous a témoignés au cours de nos études.

A MES JUGES

A MES MAITRES DE LA FACULTÉ
ET DES HOPITAUX DE LYON

A MONSIEUR LE DOCTEUR HAYAT
Président de l'Hôpital israélite de Tunis.
Profond hommage.

INTRODUCTION

Le traitement radiothérapique de l'hypertrophie prostatique est né un peu après l'époque de l'application de la prostatectomie. Les chirurgiens et les radiothérapeutes ont travaillé, chacun de leur côté, à améliorer leur technique en vue d'obtenir le meilleur résultat. Nous pensons, à l'heure actuelle, qu'avec les progrès de l'appareillage de radiothérapie profonde et la création de la *méthode du D^r Th. Nogier*, le summum de la perfection est atteint pour le traitement radiothérapique de l'hypertrophie prostatique. Avec les modestes et rudimentaires appareils que possédaient les premiers radiothérapeutes, il est certain que les bons résultats obtenus étaient un encouragement pour tous ceux que la question intéressait. Les rares échecs, signalés par quelques-uns, étaient dû surtout à un défaut de technique : irradiation partielle de la glande hypertrophiée par suite du choix d'une mauvaise voie d'accès (voie rectale) qui ne permet pas l'utilisation de localisateurs assez larges.

Actuellement, la radiothérapie a conquis droit de cité dans l'arsenal thérapeutique et devrait même occuper une place prépondérante. Tous les auteurs, sans exception, même avec des techniques qui ne sont point parfaites, présentent des résultats encourageants qui placent la méthode parmi les bons procédés pour combattre l'hypertrophie prostatique.

Notre maître, le Dr Th. Nogier, a obtenu de bons résultats autrefois en employant les méthodes et techniques préconisées, mais au prix de quels efforts de patience, d'ingéniosité et de perte de temps !

Avec la création de son nouvel appareil, qui ne fut divulgué que par une communication faite en janvier 1922, à la Société Nationale de médecine et des sciences de Lyon, après avoir été mis au point par de longues recherches et plusieurs perfectionnements, les applications sont devenues d'une simplicité extrême et les résultats plus rapides, plus complets, plus remarquables. C'est pourquoi il nous a semblé légitime et intéressant d'entreprendre ce travail, où nous étudierons la question avec toutes les précisions désirables. Dans une première partie, nous exposerons cliniquement et complètement le sujet et nous passerons en revue les divers traitements en usage à l'heure actuelle. Nous consacrerons un chapitre spécial à l'importante opération qu'est la prostatectomie.

Une seconde partie sera destinée à l'exposition du traitement radiothérapique. Nous passerons tout d'abord en revue les diverses recherches faites dans ce sens, ce sera la partie bibliographique rétrospective. Nous exposerons ensuite les perfectionnements qui y ont été apportés par le *Dr Th. Nogier*. Un chapitre spécial sera consacré aux avantages et indications du traitement radiothérapique. A quelques exceptions près, nous verrons que les indications englobent tous les prostatiques, surtout les prostatiques au début de leur affection et que les contre-indications n'existent pas.

Nous verrons ensuite comment on peut expliquer l'action des rayons X et les différentes théories qui ont été proposées.

Notre travail sera terminé par la présentation des observations inédites illustrant la méthode et montrant ce qu'elle peut donner.

En présentant cette étude, nous croyons rendre service à tous ceux, et ils sont nombreux, qui, arrivés à un certaint tournant de leur existence, commencent à constater le début d'accidents qui ne vont pas tarder à s'aggraver, puisqu'ils sont fonction de leur âge, et qui ne savent quel remède efficace leur appliquer, puisqu'ils sont encore trop minimes pour penser immédiatement à une opération sérieuse et pleine encore d'aléas.

PREMIÈRE PARTIE

CHAPITRE PREMIER

Hypertrophie de la prostate.

C'est une maladie de la vieillesse essentiellement bénigne dans son processus initial, mais grave par ses conséquences et les lésions d'infection dont elle est l'occasion. Elle consiste dans la production d'adénomes. De l'augmentation de volume entraînée par la néoplasie, il en résulte des troubles de la miction aboutissant à la rétention d'urine dont la conséquence peut se faire sentir sur les voies supérieures (19, p. 213 à 221).

Etiologie. — « Il me semble préférable de confesser que l'étiologie de cette affection est inconnue ». (S. Cooper).

Une seule influence est bien démontrée, celle de l'âge. D'après Thompson, le tiers des hommes ayant dépassé 55 ans porte des adénomes prostatiques, mais la moitié seulement de ces sujets en est incommodée (20, p. 652).

Pathogénie. — La nature de l'hypertrophie de la prostate a été diversement comprise, suivant les époques et les auteurs.

Actuellement, deux opinions sont en présence. L'école de Necker avec Guyon, tout en attribuant à la prostate la plus grande part d'influences sur les troubles de la miction, incrimine également les modifications que la vieillesse imprime à l'appareil urinaire. L'artério-sclérose, en somme, frapperait simultanément tout l'appareil urinaire provoquant et l'hypertrophie et les modifications de la vessie et du rein.

L'absence d'artério-sclérose chez beaucoup de prostatiques reconnu par de nombreux examens et surtout les résultats des ablations de la masse adénomateuse, ont démontré qu'en réalité le fait primitif, capital, est le développement de cette masse et que toutes les modifications survenues du côté de la vessie et du rein ne sont que secondaires.

Pour la plupart des formes, il faut admettre que l'hypertrophie prostatique est une véritable néoplasie d'origine glandulaire, se présentant sous des formes anatomiques variées :

1° ADÉNOMES BÉNINS,

pouvant évoluer vers la malignité en se transformant en épithéliomas (1 p. 113).

2° ADÉNO-FIBROME.

3° FIBROME GLANDULAIRE.

Origine anatomique. — Il y a quelques

années, il ne serait venu à personne l'idée que ce qu'on nomme hypertrophie de la prostate pût prendre naissance ailleurs que dans cette glande. Cependant, certains auteurs pensaient que le lobe médian ne provenait pas de la prostate (2, p. 769).

Motz et Péréarnau (15, p. 152) vont plus loin et affirment que « l'hypertrophie de la prostate se produit seulement aux dépens des glandes centrales périurétrales », la prostate ne prenant aucune part à la formation des masses néoplasiques.

En 1910, Marquis et Cunéo (5, p. 256) ont repris cette question et ont conclu à peu près de même.

Chevassu (4 bis, p. 966), en 1911, a discuté, avec preuves histologiques à l'appui, la théorie précédente qu'il considère comme trop exclusive. D'après lui, les adénomes peuvent se développer dans toutes les glandes de la prostate indifféremment.

Pousson (18, p. 288), dans son rapport sur ce sujet, présenté au Congrès de l'Association Française d'Urologie en 1920, admit la théorie soutenue par Chevassu. Cette théorie mixte que confirment l'examen de certaines pièces anatomiques et l'évolution post-opératoire, notamment les récidives de l'hypertrophie, lui paraît plus conforme aux données de l'anatomie et de la clinique que la théorie exclusive de Marquis, Cunéo, Proust et Hartmann.

Symptômes. — L'hypertrophie peut évoluer pendant de longues années, de façon absolument silencieuse, ou ne déterminer que des troubles si légers qu'ils n'attirent pas l'attention des sujets. Ces *formes latentes* sont relativement fréquentes. Et, parfois, dans le cours d'une santé excellente, une rétention complète aiguë d'urine apparaît brusquement.

Plus souvent, des *symptômes suffisamment nets caractérisent l'évolution de l'hypertrophie* : ce sont des troubles urinaires qui acquièrent une intensité suffisante pour obliger les malades à venir consulter.

Dans d'autres cas, ces troubles urinaires passent au second plan et le sujet ne vient consulter que lorsque des symptômes généraux ou gastro-intestinaux existent.

Il faut savoir qu'il N'Y A NUL RAPPORT ENTRE L'INTENSITÉ DES TROUBLES ET LE VOLUME DE L'HYPERTROPHIE. (DESNOS). Il s'agit de manifestations dues à des dispositions spéciales des adénomes.

Il n'y a pas de PROSTATIQUES SANS PROSTATE : en réalité, ces prostatiques ont des adénomes minimes, imperceptibles par les moyens employés autrefois, ou ont des lésions urétrales variables (13, p. 497).

L'évolution de l'affection se déroule suivant trois phases magistralement décrites par GUYON (8, p. 463).

1° PHASE DE CONGESTION ;
2° PHASE DE RÉTENTION ;
3° PHASE DE DISTENSION.

Mais elles ne se succèdent pas fatalement. En général, elles sont troublées par des accidents ou des complications.

1° Phase de congestion (PROSTATISME proprement dit). — La *dysurie* et la *pollakiurie*, tels sont les deux premiers symptômes en date. La dysurie est caractérisée par une *certaine gêne dans la miction* ; d'autre part, par une *diminution dans la force du* *jet de l'urine* : l'urine tombe perpendiculairement au sol, de sorte que le malade « *pisse sur ses souliers* ». Tous ces phénomènes sont provoqués par la congestion de la masse adénomateuse, sous l'influence du décubitus horizontal au lit ; certaines manifestations de la congestion des organes du petit bassin provoquent des *érections matutinales*. Lorsque la *congestion vésicale* ajoute ses effets à ceux de la congestion prostatique, apparaissent alors des besoins *impérieux* et des *douleurs*.

La *congestion rénale*, surtout marquée pendant la nuit, provoque la polyurie.

La *congestion pelvienne* peut déterminer sensation de *pesanteur ano-rectale* et *périnéale*, parfois sensation de corps étranger dans le rectum.

2° Phase de rétention. — Du fait de l'augmentation progressive de l'hypertrophie qui gêne de plus en plus la miction, du fait aussi de la fatigue vésicale, l'évacuation de la vessie se fait de moins en moins complètement. Les mêmes causes qui aggravaient la dysurie dans la première phase augmentent la quantité de résidu. A ce moment, apparait la *pollakiurie diurne* : elle est le fait d'une congestion permanente et tient aussi également à de la polyurie.

Nous avons déjà mentionné, au début de ce chapitre, qu'il existe des exemples de rétention brusque dont les phénomènes prémonitoires avaient passé inaperçus.

Enfin, certains sujets peuvent déjà présenter quelques troubles digestifs, mais ce n'est pas la règle.

3° Phase de distension. — La quantité d'urine retenue est si considérable qu'elle distend la vessie. Cette distension se propage peu à peu aux voies urinaires supérieures, si bien que l'état général s'altère de plus en plus. La *fréquence des mictions* devient particulièrement grande : toutes les 5 à 10 minutes envie impérieuse d'uriner. Cette fréquence est bientôt remplacée par de l'*incontinence* vraie, d'abord nocturne, puis également diurne. C'est une *incontinence par regorgement*. La *polyurie* est constante et abondante. Les *troubles digestifs* sont la règle à cette époque ; leur ensemble constitue le syndrôme de la dyspepsie urinaire (Guyon). En même temps, l'*intoxication urinaire* se manifeste par des névralgies de toutes sortes : céphalées, crampes, épistaxis. Progressivement, l'état général s'altère. On note de l'amaigrissement, une peau sèche, une teinte terne ; les malades finissent par se trouver dans un état de véritable cachexie qui peut faire penser à l'existence d'un cancer.

Accidents et complications. — La *rétention complète aiguë* est l'accident le plus fréquent au cours de l'évolution de cette affection. Elle survient à n'importe quelle période. Malgré tous ses efforts, le malade ne peut émettre la moindre goutte d'urine. Le cathétérisme est indispensable et est réclamé par les malades qui souffrent atrocement.

Les *hématuries* sont fréquentes. Elles sont provoquées par des explorations ou par le sondage ; plus rarement, elles sont spontanées. L'évacuation trop rapide d'une rétention d'urine peut provoquer une *hématurie a vacuo* qui résulte de la rupture des vaisseaux congestionnés de la prostate ou de la vessie également, de la rupture des vaisseaux urétraux et rénaux également rendus turgescents par la rétention.

L'*infection* trouve chez les prostatiques des conditions très favorables : stase urinaire, distension et congestion de bas en haut de l'appareil urinaire ; sur ce terrain ainsi préparé, apport de germes par le cathétérisme. De là, en allant de bas en haut, l'uréthrite et l'orchy-épididymite, la cystite à laquelle se surajoutent souvent des calculs secondaires, l'urétérite, l'urétéro-pyélo-néphrite septique par infection ascendante.

Il convient de signaler la *transformation de l'hypertrophie en épithélioma.*

Evolution. Pronostic. — Dans la première phase, c'est une infirmité ennuyeuse par les soins et les précautions hygiéniques auxquels elle oblige les malades.

Dans la seconde phase, le pronostic devient sérieux. L'emploi de la sonde expose, quoi qu'on fasse et tôt ou tard, à des accidents d'infection.

Le pronostic est grave dans la troisième phase. La distension qui atteint la vessie et souvent le rein, rend les malades particulièrement fragiles.

Diagnostic. — Le diagnostic s'établit par l'interrogatoire et par l'exploration locale au moyen d'instruments variés.

Les *commémoratifs* apprennent qu'il y a eu une

longue période de dysurie et de pollakiurie exclusivement nocturne, ce qui est en faveur d'une transformation adénomateuse.

On fera uriner le malade pour constater la *manière* dont se fait la miction. On fera évaluer la *quantité* et en cas d'hématurie, on pratiquera avantageusement l'épreuve des trois verres qui déterminera l'origine de l'hémorragie.

Le *toucher rectal* décélera une prostate volumineuse, bombant dans le rectum à contours latéraux saillants et arrondis, mais dont la base n'est pas toujours perceptible chez les sujets obèses. La surface de la prostate adénomateuse est lisse et régulière, sa consistance molle (*adénome glandulaire*), ou ferme (*fibro-adénome*), sans nodules ligneux (*cancer*), sans points ramollis (*abcès*).

Le *palper de la région hypogastrique* (il est préférable de le combiner avec le précédent moyen), permet de reconnaître s'il y a distension vésicale ou non.

L'*exploration de l'urètre* avec une bougie olivaire 22 ou 24, décèle un canal large avec un obstacle dans la région prostatique.

Une sonde de Nélaton, en caoutchouc souple, n° 16, ou mieux une sonde à béquille introduite le bec en l'air, en tirant sur la verge pour déplisser le canal, pénètrent facilement dans la vessie, mais l'urine ne coule que si l'on a enfoncé la sonde de 25 à 30 centimètres. Si l'on a vidé complètement la vessie avec la sonde, ce qui n'est permis que chez les rétentionnistes partiels à faible résidu, le toucher rectal combiné au palper permet de reconnaître :

1° Le volume anormal de la prostate.

2° La faible épaisseur du tissu glandulaire sur la ligne médiane entre le canal rempli par la sonde et le doigt rectal.

Grâce aux explorations antérieures, on pourra éliminer les rétrécissements urétraux ; le tabès à manifestations vésicales et le cancer de la prostate.

L'explorateur métallique est utile dans le cas où l'on *soupçonne un calcul*. En effet, certains urètres atteints de déformations par l'hypertrophie de la prostate laissent en effet passer tous les instruments, mais ne se laissent pas franchir par l'explorateur métallique et, dans ce cas, ne laissent pas passer les lithotriteurs. — Au cas d'hypertrophie prostatique à saillie vésicale, lorsqu'on veut ramener le bec de l'explorateur en bas, on est arrêté et on ne peut le faire qu'en enfonçant l'instrument. La longueur dont on doit enfoncer l'explorateur indique dans une certaine mesure le degré de saillie que les lobes postérieurs font dans la vessie.

Le *diagnostic radiographique* de l'hypertrophie prostatique a été réalisé grâce à l'emploi de certaines substances. On remplit la vessie d'oxygène ou on introduit un liquide plus opaque aux rayons X que les tissus ambiants. On utilise dans ce but, soit un mélange aqueux de carbonate de bismuth finement pulvérisé, soit une solution de collargol à 10 %. Cette dernière est préférable en raison de son homogénéité permanente. La technique est celle de tous les lavages vésicaux, avec les mêmes précautions d'asepsie (3, p. 84).

Avec l'oxygène, on voit que la partie inférieure de la vessie est claire, mais il existe une tache sombre correspondant à la saillie prostatique dans l'hyperthrophie de la prostate. — Avec le collargol, on constatera, au contraire, une forme d'encoche au niveau du col vésical. La radiographie permet souvent de constater l'existence ou l'absence de calculs prostatiques (17, p. 811).

Les calculs prostatiques se rencontrent au voisinage de la ligne médiane s'il s'agit de calculs urinaires arrêtés dans l'urètre prostatique. Mais, s'il s'agit de vrais calculs prostatiques, les ombres sont situées latéralement de chaque côté de l'urètre prostatique, elles forment deux groupes situés latéralement. Ils sont arrondis comme des grains de plomb.

La *cystoscopie* (14, p. 33) est très utile chez les prétendus prostatiques sans prostate. Ce sont des sujets dont la glande ne paraît pas au toucher augmentée de volume, bien qu'elle contienne des adénomes. Au moyen du cystocope, on recherche le SIGNE DE MARION : on aperçoit à la fois, dans le champ cystoscopique, le col vésical et l'orifice urétral du côté vers lequel est tourné le prisme, lorsqu'il existe des adénomes péricervicaux tant soit peu développés.

Examen du sang. — A l'état normal, on trouve 1,5 °/₀ de leucocytes éosinophiles ; 3 à 25 °/₀, chez les sujets prostatiques (MOREL et CHABANIER). Cette éosinophilie serait *constante* ; elle disparaît immédiatement après l'ablation de l'hypertrophie (Leguen).

CHAPITRE II

Traitement de l'hypertrophie prostatique.

Au nombre des moyens employés autrefois ou conseillés encore récemment, moyens périmés qui doivent disparaître, on peut citer : l'*injection parenchymateuse*, l'*électrolyse*, l'*ignipuncture*, la *cystopexie*, la *castration*, la *ligature des canaux déférents*, l'*opération de Bottini*. Cette dernière (31) a été surtout pratiquée en France, par Desnos et Rochet. Elle consiste dans la section de l'obstacle par une lame galvanique. Les résultats, dans leur ensemble, sont inférieurs à ceux de la prostatectomie.

Parmi les moyens actuels qui ne se sont pas encore vulgarisés, nous citerons :

Le « *Forage de la prostate* » ou *méthode de Luys* (22, p. 323), c'est un perfectionnement heureux de l'*opération de Bottini*. Elle est trop récente et la documentation est par trop insuffisante pour permettre de porter un jugement sur elle. Ses indications sont bien limitées : petites prostates et barres prostatiques déterminant des phénomènes de rétention (23, p. 201).

Prostatectomie par les courants de haute-fréquence. — Elle a été employée pour la première fois en décembre 1911, par Heitz-Boyer (27). Elle consiste dans la cautérisation de l'obstacle par les courants de haute-fréquence. Elle a été encore trop peu employée pour qu'on puisse tirer des conclusions certaines de la pratique actuelle. Cependant, nous pourrons signaler les nombreux inconvénients relevant de l'emploi de cette méthode : les suites de cette prostatectomie sont longues, l'escharre ne s'élimine qu'au bout de 4 à 6 semaines. Pendant cette période, il faut maintenir la cystostomie et assurer une désinfection soignée de la vessie et de la cavité prostatique.

Le *massage* (32) a été utilisé contre l'hypertrophie de la prostate, mais ses partisans sont plutôt rares et le succès est loin d'être certain. C'est une méthode essentiellement médicale.

La *radiumthérapie* a été préconisée par Desnos (24, p. 941). Le traitement convient surtout aux prostates de moyen volume. Les prostates molles paraissent en bénéficier davantage. Les malades jeunes, enfin, obtiennent une guérison plus rapide. Sur 16 prostates, l'auteur a obtenu 13 guérisons. La rétention a disparu complètement après 12 ou 15 séances : dans 5 cas, graduellement ; dans 2 cas, brusquement ; en 8 jours, dans 3 autres cas. L'auteur attribue ces résultats à l'influence décongestionnante du radium, les gros bourrelets rouge vif qui entourent le col ayant disparu complètement, comme l'a montré l'examen cystoscopique. Le radium est porté au contact de la prostate par voie rectale à l'aide d'une sonde de caoutchouc ou par l'urèthre au moyen d'une sonde à béquille (25, p. 231), cette dernière voie a les préférences de l'auteur et, dans les deux cas, la muqueuse est protégée contre toute action caustique par une feuille d'aluminium. Les séances durent en moyenne deux heures et sont répétées tous les 8 ou 15 jours. La dose employée est de 25 milligrammes de bromure de radium ; elle est la moitié de celle destinée au traitement du cancer de la prostate. Dans le cancer, le radium produit d'une façon *constante* la sédation des douleurs.

On a même signalé, mais nous l'indiquons sous réserves, qu'on aurait obtenu de bons résultats aux THERMES de GASTEIN (AUTRICHE), qui possèdent une grande radio-activité. Les lavements de la vessie produisent, d'après l'auteur (21), une atrophie de la partie glandulaire de la prostate et une amélioration du tonus musculaire.

En somme, il semblerait qu'à l'heure actuelle, il ne resterait pour les prostatiques que, d'une part, le *traitement hygiénique et médicamenteux*, et, d'autre part, le *cathétérisme*, et à un degré plus avancé de la maladie, la *prostatectomie*.

La *sonde à demeure*, chaudement préconisée par GUYON (26, p. 386), présente de nombreux et graves inconvénients (30, p. 174). C'est un cops étranger dans un milieu septique. Le *sondage répété* lui est préférable ; mais encore faut-il qu'il soit possible.

Il existe parfois des difficultés pour pratiquer le sondage. La présence d'hémorragies, les poussées de prostatite et l'existence d'orchite en sont des contre-indications.

CHAPITRE III

Prostatectomie.

Indications et contre-indications. Résultats.

C'est une opération chirurgicale consistant dans l'ablation de l'adénome prostatique. Deux voies permettent l'extirpation : la *voie périnéale* et la *voie transvésicale* ou *hypogastrique*.

La première est née en Amérique, mais elle a reçu en France son plus grand développement avec les recherches de Proust et Gosset, en 1900, et les premières opérations d'Albarran en 1901 (33 et 34).

La seconde est plus récente : elle est aussi née en Amérique entre les mains de Fuller, mais elle a reçu une telle impulsion de la part de Freyer que le nom du chirurgien de Londres mérite incontestablement de lui être pour toujours associé.

Ces deux voies ont chacune leurs fervents partisans. La vogue d'enthousiasme qui a soufflé sur presque tous les chirurgiens pour l'opération de Freyer est due en grande partie à sa facilité opératoire. Dans une thèse récente (35), écrite sous l'inspiration du

Professeur Rochet, sont posées nettement les *indications* respectives aux deux voies d'abord. Nous notons que de la *prostatectomie hypogastrique* relèvent les indications suivantes :

1° Les adéno-fibromes prostatiques typiques ou les grosses prostates fibromateuses facilement énucléables ;

2° La concomitance de la calculose vésicale et de l'hypertrophie ;

3° L'insuffisance rénale peu marquée et une pyurie modérée.

L'emploi de la *prostatectomie périnéale* retrouve ses indications dans :

1° L'état général du malade et dans tous les cas où il y a infection ;

2° Les sujets obèses et les petites prostates scléreuses ;

3° Les complications inflammatoires et périprostatiques.

Rappelons que l'opération est précédée d'une minutieuse préparation de désinfection : lavages vésicaux précédés de sondage. Ceci afin de faire tomber la *fièvre* qui est une contre-indication momentanée.

Pour que l'acte opératoire soit bénin certaines conditions sont nécessaires : il faut que le patient élimine au moins 10 gr. d'urée par jour ; que son sang ne contienne pas plus de 0,75 cgr. d'urée par litre et que la constante d'Ambart ne dépasse pas 0,120.

Contre-indications. — La *tuberculose*, le

cancer et le *diabète* sont des contre-indications formelles (Marion). Les *malades trop âgés* ne sont pas opérables. Ce sont des vieillards qui sont loin de se trouver dans les meilleures conditions pour supporter le traumatisme. Leur organisme porte la marque des altérations dues à l'âge et aux souffrances chroniques, sans compter que la maladie de sa prostate a produit de profondes altérations dans tout leur système urinaire.

Les *lésions rénales* s'opposent au traitement opératoire ; nous citerons : 1° la *pyélo-néphrite* accompagnée de troubles généraux persistants ou d'altérations de la fonction rénale ; 2° l'*albuminurie prononcée* ne cédant pas au traitement convenable. Nous avons indiqué précédemment les conditions d'intégrité rénale nécessaires pour assurer une intervention avec la plus grande sécurité.

Les *lésions pulmonaires* sont à considérer : l'*emphysème*, la *bronchite chronique*, la congestion hypostatique.

Il en est de même des *lésions du cœur* : l'insuffisance aortique ou mitrale ; surtout les lésions du myocarde.

L'*hémiplégie* est une contre-indication discutée.

Résultats de la prostatectomie. — Dans la périnéale, la *mortalité* ne dépassait pas **8 %** (41). L'emploi de l'anesthésie locale a réduit encore plus le risque de la mortalité (5 %), mais le chiffre reste encore élevé (42, p. 600). On a reproché (45, p. 288) à cette opération d'être d'exécution souvent difficile : elle expose dans certains cas à la blessure du rectum, supprime parfois la génitalité (44), laisse après elle de l'incontinence d'urine ou un rétrécissement de l'urèthre.

L'opération de FREYER est plus facile, plus rapide et plus complète que l'ablation par le périnée. La mortalité varie entre 5,5 % (37, p. 868) et 13 % : elle résulte de l'hémorragie, de l'infection, de l'urémie, des accidents inévitables chez des vieillards, scléreux, emphysémateux, cardiaques (apoplexie, pneumonie, hypostatique, embolie). Les fonctions sexuelles sont conservées.

Comme ACCIDENTS POST-OPÉRATOIRES, il est à signaler les *fistules* et la *calculose* (43 et 50) et la production d'*orchi-épididymite*. Dans quelques cas, il persiste de l'*infection* sous forme de bactériurie.

DEUXIÈME PARTIE

CHAPITRE IV

Traitement Radiothérapique. — Historique.

L'idée primitive d'appliquer la radiothérapie au traitement de l'hypertrophie prostatique paraît appartenir à HEBER ROBARTS (78, p. 124). Dans un cas de vives douleurs dans le corps caverneux au moment de l'érection, l'auteur fit subir au malade quelques irradiations à la suite desquelles la prostate, auparavant grosse et sensible, diminua de volume et devint moins douloureuse. Encouragé dans cette voie par cette constatation, il entreprit des essais systématiques de radiothérapie sur les hypertrophies de la prostate et obtint quelques bons résultats.

FRANCIS H. WILLIAMS (81), communique le 16 février **1905** une note sur « *les bons effets possibles de rayons X dans les cas d'hypertrophie de la prostate* ». Il homologue l'effet à attendre des rayons X appliqués sur la prostate à celui qu'ils produisent sur les testicules, à savoir l'arrêt de la sécrétion, puis l'atrophie de la glande. L'auteur parle de ses essais dans ce sens. Il se sert d'ampoules dures et fait pénétrer les rayons comme ROBARTS par la voie périnéale. Ces deux auteurs omettent d'ailleurs de mentionner les mesures radiométriques de leur traitement, non plus que les observations urologiques précises de leurs malades.

Le **31 mai 1905**, le docteur MOSKOWICZ (n°s 72 et 73) rapporte à la SOCIÉTÉ IMPÉRIALE DES MÉDECINS DE VIENNE trois observations de prostatiques traités par la radiothérapie. Cet auteur, s'appuyant d'une part sur ce fait que l'hypertrophie de la prostate est le plus souvent constituée par la prolifération des éléments glandulaires de l'organe, et d'autre part sur la susceptibilité toute particulière que présentent les éléments épithéliaux vis-à-vis des rayons X, en a conclu qu'on ne pouvait à priori tirer que de bons résultats de leur emploi dans le traitement de l'hypertrophie prostatique. Le résultat fut le ramollissement de la tumeur prostatique, la diminution de son volume et le rétablissement progressif des mictions spontanées. La technique employée cependant devait être pénible au patient : l'auteur se servait d'un spéculum cylindrique court et large introduit dans le rectum et visant la partie saillante de la tumeur; les parties avoisinantes étaient protégées par des lames de plomb.

En **1905** également, CARABELLI et LURASCHI (53, p. 43) publient une note où ils énoncent leurs premières tentatives de radiothérapie prostatique datant du mois de mai 1904. Chez les malades qu'ils ont guéris ou améliorés, l'état de santé persiste depuis un an.

En **janvier 1907**, Schlagintweit (79, p. 51) publie les résultats de 53 observations. Il observa fréquemment une diminution de la tumeur prostatique, mais très rarement l'amélioration fonctionnelle, c'est-à-dire une diminution de la dysurie.

Hœnisch (65, p. 661) obtint aussi des résultats favorables en employant la même technique que le précédent, c'est-à-dire la voie intra-rectale.

En France, ce sont Fleig et Tansard (56 *bis*, p. 396) qui, les premiers, ont étudié, appliqué la méthode et publié des résultats. Dans deux cas, ils ont observé une diminution de volume de la prostate et du résidu vésical. La radiothérapie semble donner le résultat souhaité par les chirurgiens qui pratiquaient la castration ou la résection du canal déférent, c'est-à-dire l'*atrophie* de la glande prostatique.

La technique employée est la suivante : les irradiations sont appliquées sur la région périnéale à l'aide d'un tube inclus dans un localisateur dont l'ouverture est diaphragmé par un cylindre de verre plombeux imperméable aux rayons X. Le malade est étendu sur une chaise-longue, couché sur le côté droit, les jambes repliées vers le tronc, dans la position dite « en chien de fusil ». Fleig (57, p. 150) pense que les insuccès de Schlagintweit proviennent de ce que ce dernier utilisa, à l'exemple de Moskowicz, la voie intra-rectale par l'intermédiaire du spéculum. Dans ces conditions, on n'agirait que sur une partie limitée de la tumeur prostatique : celle qui fait saillie dans le rectum et on n'entraverait nullement son développement du côté où il est le plus intéressant de l'arrêter, à savoir du côté de l'urèthre prostatique. Ainsi s'expliquerait, dans les observations de Schlaginstweit, l'absence d'action sur les troubles urinaires. L'irradiation par la voie périnéale adoptée par tous les autres auteurs serait donc la technique de choix. A l'encontre de cette opinion, viennent s'inscrire les résultats expérimentaux de Lanari (69, p. 176 à 179) qui, en irradiant la prostate chez le chien avec des doses très élevées, variant de *10 unités H* à *20 unités H*, par la voie périnéale chez les uns, par la voie rectale chez les autres, ne constate aucune altération histologique dans le premier cas. Par contre, l'irradiation par la voie rectale, au moyen du speculum ani, amena des modifications dans la paroi rectale et l'infiltration leucocytaire de la glande. Ces phénomènes cependant témoignent d'une inflammation due à l'irritation, mais n'établissent nullement la réalité d'une altération spécifique. Il n'est pas démontré, d'autre part, que la radiosensibilité de la prostate du chien soit identique à celle de l'homme.

La radiothérapie produirait, d'après les recherches de Freud et de Sachs (59, p. 983), de l'hypérémie et de l'œdème, puis de la leucocytose ; plus tard se produit la régression et l'atrophie.

Hunter traite l'hypertrophie prostatique par la voie périnéale et, à quatre ans d'intervalle, publia des observations avec d'excellents résultats (66 et 67, p. 247). Il semble que les meilleurs résultats obtenus sont surtout dans « l'hypertrophie du premier et second degré, plutôt que dans les cas où il y a une sclérose assez avancée ». Il signale une amélioration considérable de tous les symptômes sans qu'il soit survenu aucun effet secondaire fâcheux.

A côté des auteurs précédents, il convient de signaler que Wilms et Posner (82, p. 975), ainsi que Oscar-Ehrmann (75, p. 704) et Tappeiner (80, p. 568) ont employé une toute autre technique inspirée par des données étiologiques différentes. Ces auteurs, frappés de l'analogie que présentait l'hypertrophie prostatique avec la fibromatose utérine, ont pensé agir sur cette hypertrophie par l'irradiation testiculaire, comme on pensait agir sur les fibromes utérins par l'irradiation ovarienne. Cette manière de faire a été combattue par Zindel (84, p. 385) et regardée par lui comme tout à fait inefficace. Effectivement, les résultats obtenus par les auteurs précédents furent déplorables. De leur aveu, ils n'eurent que des déboires. Les expériences de Zindel furent faites sur des chiens et ne donnèrent comme résultats, contrairement aux énormes modifications des tissus des testicules, à aucune déviation de la normale dans la prostate. Dans aucun cas, il n'y avait de phénomènes inflammatoires. Ces résultats ne permettent pas néanmoins de prononcer des conclusions sur les conditions de l'hypertrophie prostatique chez l'homme.

Cette condamnation de Zindel paraît légitime en

ce sens que l'on sait aujourd'hui que la radiothérapie agit contre les fibromes, non seulement en atrophiant les ovaires, mais en exerçant une action directe sur les tissus fibromateux eux-mêmes.

Au Congrès médical de Londres, en 1913, Haret (63, p. 362) présenta un *mémoire* fort intéressant et une mise au point parfaite de la question. Il examine d'abord les cas dans lesquels la radiothérapie semble devoir donner des résultats et, à cet effet, il rapporte quelques-unes de ses observations venant confirmer ses présomptions. Dans ce travail, il résulte qu'on a lieu d'espérer les meilleurs succès lorsqu'on se trouve en présence d'une hypertrophie glandulaire. Rapidement, par la simple irradiation à travers le périnée, on obtient une grosse amélioration dans les troubles de la miction (diminution de fréquence diurne et nocturne) et une diminution parfois considérable du volume de la prostate. Dans un cas, elle passa de la dimension d'une orange à celle d'une demi-mandarine.

Par la suite, Kirschner (68, p. 142), Canovas (54, p. 433) publient des résultats semblables à ceux d'Haret.

J. et S. Ratera (77, p. 819) signalent leurs succès obtenus en traitant 15 malades, mais en employant une technique qui leur est personnelle : ils ont établi 4 zones d'irradiation, 2 à droite et 2 à gauche de l'extrémité du coccyx. L'épaisseur des tissus n'est guère supérieure à celle de la région périnéale ; l'irradiation ne se fait pas à travers un plan osseux, puisque les vertèbres coccygiennes restent en dehors de la zone ; d'après eux, on a l'avantage de faire arriver les rayons perpendiculairement à la face postérieure de la prostate. Les auteurs dirigent les rayons d'une manière convergente vers la profondeur. afin de localiser le plus possible leur action vers la prostate. Ils font 1 ou 2 irradiations par semaine avec des rayons pénétrants et filtrés : dose 5 *unités* H par zone d'irradiation et arrivent même, suivant les cas, jusqu'à 10 ou 15 *unités* H par champ. On peut adjoindre la voie périnéale quand on veut aller vite.

Albert-Weil (81, p. 808), en signalant ses succès, préconise l'irradiation de la prostate par la voie transabdominale sus-pubienne et par la voie périnéale.

Haret (64, p. 19) insiste à nouveau sur les succès obtenus par cette médication ; limite son indication aux cas d'hypertrophie glandulaire et préconise l'irradiation par la voie périnéale.

Sur 54 cas traités, Oppenheimer (74, p. 153) conclut que la radiothérapie devra toujours être tentée, surtout dans les circonstances « où l'on est le plus souvent désarmé et où l'on ne peut encore intervenir chirurgicalement ».

Dans un article récent, Fleig (58, p. 268) se base sur une statistique de 70 cas traités pour conclure que la radiothérapie est réellement efficace dans « *tous les adénomes prostatiques à leur début* » et, comme Haret, la voie *périnéale* lui semble être supérieure à toutes les autres.

Ch. Guilbert (60, p. 175) prétend que la radiothérapie profonde permet de traiter avec un succès constant les hypertrophies prostatiques en une seule séance, avec le maximum de sécurité pour le malade. La technique employée est toute différente de la plupart des auteurs. Les irradiations sont dirigées vers la prostate par la voie transabdominale et transsacrée en les répartissant en six champs, de la façon suivante : trois champs antérieurs, un médian et deux latéraux, et trois champs postérieurs médians et latéraux.

CHAPITRE V

Méthode du Docteur Th. Nogier (1)
Nouvel appareil « le Cheval ».

Pour appliquer un traitement radiothérapique, ordinairement, on fait placer le malade sur un lit ou sur une chaise longue. L'ampoule est placée *au-dessus de lui* et les rayons sont dirigés de haut en bas sur la région à irradier. « Parfois la direction est plus ou moins oblique, mais la disposition générale est toujours conservée.

Cette méthode est désignée sous le nom d'*irradiation descendante* par le Pr Nogier. Dans un certain nombre de cas, on peut lui adresser, à juste titre, de gros reproches : c'est ainsi qu'on ne peut irradier convenablement certaines régions, telles que le périnée, la vulve, ou certains organes, rectum ou col utérin. On ne peut appliquer sur ces régions et à ces organes une dose efficace de rayons ultra-pénétrants,

(1) Ce chapitre est inspiré en grande partie de l'article intitulé :
« Une nouvelle méthode en radiothérapie
Nouvel appareil « le Cheval »
publié par le docteur Th. Nogier (voir Bibliographie, nos 85, 85 *bis*, 86 et 86 *bis*).

la durée de chaque séance atteint et même dépasse l'heure ».

Pour la commodité de l'application, chaque auteur s'ingéniait à placer le malade dans des positions de martyr.

C'est ainsi que Moskovikz faisait coucher son malade sur le côté et procéder à des applications intra-rectales, grâce à l'emploi d'un spéculum spécial. Carabelli et Luraskhi se servaient d'un plan incliné sur lequel le malade était étendu, la tête en bas, les pieds en haut. Hœnich, qui employait la même méthode que Moskovicz, faisait reposer son malade sur les coudes et les genoux, le ventre était soutenu par un coussin approprié. Les applications ne pouvaient être prolongées avec ces diverses méthodes, car les vieillards supportaient mal les positions auxquelles ils étaient astreints.

M. le Pr Nogier lui-même, à l'imitation de certaines techniques étrangères, avait essayé de coucher les malades sur le dos et à l'aide de supports spéciaux de soutenir, non seulement les pieds, mais les genoux et les jambes des malades.

« Malgré toutes les précautions de rembourrage des coussins, la position était considérée comme inconfortable. La position de l'ampoule par rapport au malade est à peu près impossible à trouver avec les supports radiothérapiques dont nous disposons. Le bras porte-ampoule vient en effet buter contre les cuisses des malades et on ne sait comment amener les câbles à l'ampoule sans risquer des décharges latérales. Dans l'irradiation de la prostate par voie périnéale, par exemple, la position dite « en chien de fusil » peut rendre quelques services, mais on est souvent très gêné chez les malades gras et musclés par le volume des fesses. Récliner les fesses est un problème toujours délicat et demandant une perte de temps non négligeable ».

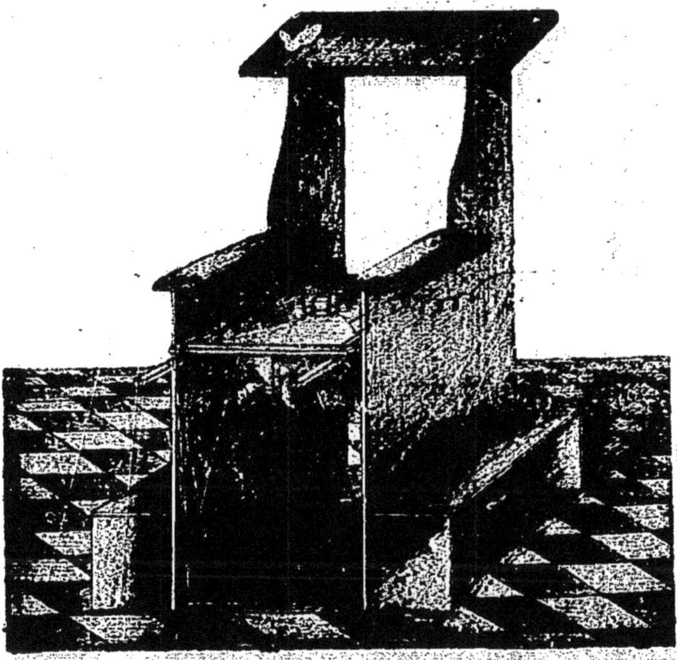

Fig. 1. — Le *cheval* de Th. Nogier pour la radiothérapie par voie ascendante (vue d'ensemble).
MODÈLE DÉPOSÉ.

C'est alors qu'en 1913, M. le Pr Nogier eût « l'idée de rompre franchement avec les techniques antérieures et de placer le *malade au-dessus de l'ampoule* en réalisant *l'irradiation ascendante* ».

L'appareil qu'il a créé pour ces applications et qu'il a mis au point après de longues recherches est « le cheval ». C'est un meuble en bois bien sec sur lequel le malade est à cheval, les genoux fortement écartés. Un accoudoir formant pupitre permet au thorax de prendre un solide point d'appui (fig. 1), pendant l'application.

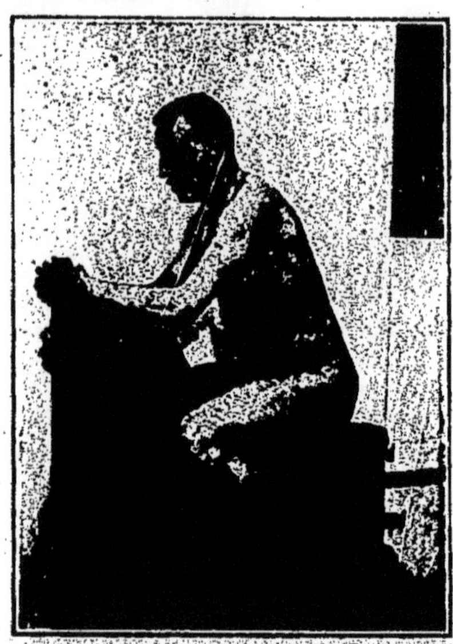

Fig. 2.— Malade sur le *cheval* de Th. Nogier (vu de côté).

Appuis pour les cuisses et accoudoir sont soigneusement rembourrés, si bien qu'un séjour de plus d'une heure sur l'appareil n'est aucunement pénible, puisque le malade est assis confortablement (fig. 2 et 3).

L'ampoule, disposée dans une cupule opaque aux rayons X, possède un double mouvement de déplacement dans le sens *longitudinal* et dans le sens *latéral*. L'ouverture de la cupule est fermée par un diaphragme-iris au dessus duquel viennent prendre place filtres et localisateurs.

La position donnée au malade fait que les régions anales, périnéales, vulvaires, sont étalées au maximum, même chez des sujets obèses.

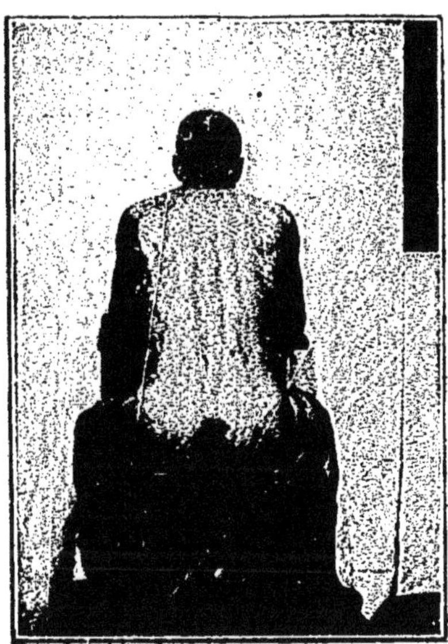

Fig. 3. — Malade sur le *cheval* de Th. Nogier (vu de dos).

L'irradiation de ces régions devient d'une simplicité extrême. En ce qui concerne la prostate, cet organe se trouve abaissé le plus possible, puisque le malade est assis (fig. 4).

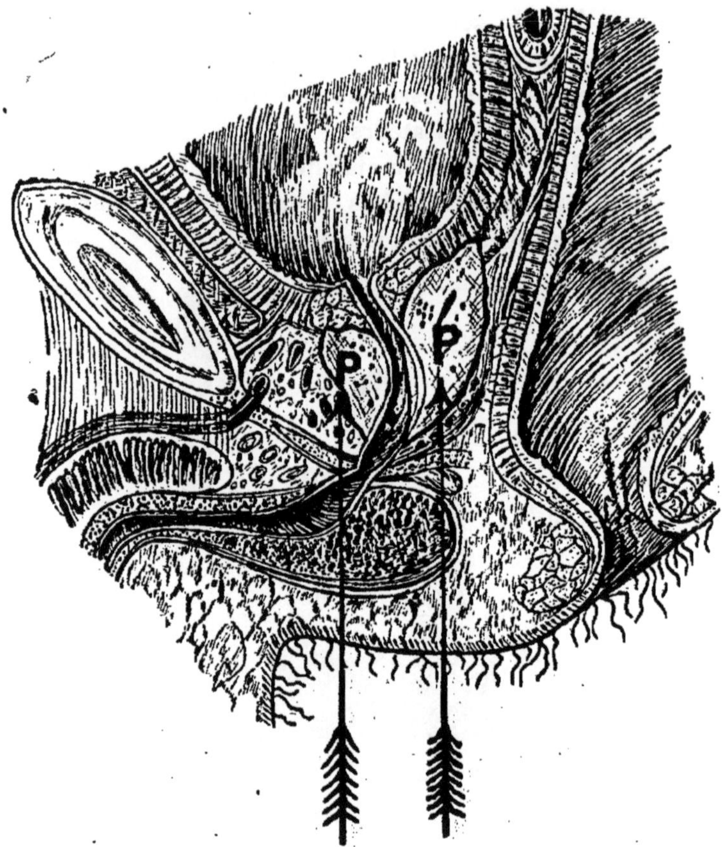

Fig. 4. — COUPE DE LA RÉGION URÉTHRALE PROSTATIQUE ET VÉSICALE (D'après Testut).

(Les deux flèches indiquent que les rayons frappant la région périnéale entre l'anus et le scrotum, baignent toute la région prostatique).

Enfin, pendant le fonctionnement de l'ampoule, le malade est protégé contre toute décharge du courant à haute tension par la disposition même de l'arrivée des câbles, l'un en avant (le pôle positif), l'autre en arrière (le pôle négatif).

Ce nouvel appareil réalise un important progrès dans la technique radiothérapique. Il rend pratique des applications de rayons X dans les régions d'abord difficiles ; il permet, entre autres avantages, d'appliquer des doses efficaces de rayons à la prostate pour le traitement de l'hypertrophie prostatique.

CHAPITRE VI

Traitement radiothérapique.

Avantages et inconvénients. Indications.

Dans la revue des traitements appliqués à l'hypertrophie prostatique, nous avons envisagé leurs inconvénients qui sont appréciables et leurs multiples contre-indications. Point n'est besoin de revenir sur l'inefficacité du traitement médicamenteux. Nous insisterons plutôt sur le cathétérisme et la prostatectomie.

La *sonde* passe souvent avec facilité, l'évacuation de l'urine peut être pratiquée aussi souvent qu'il est nécessaire. Mais il n'en est malheureusement pas toujours ainsi ; de plus, le passage de la sonde devient douloureux, les hématuries se produisent à chaque cathétérisme. L'infection fatale est surtout à redouter. Finalement, la sonde bute contre un obstacle infranchissable. A ce moment, les chirurgiens posent la question de l'intervention.

Quels que soient ses résultats, l'ablation de la prostate n'en reste pas moins une intervention sérieuse qui entraîne souvent de graves inconvénients.

Tout d'abord l'*âge* du sujet est à considérer. Il existe des prostatiques jeunes, en pleine période d'activité génitale ; or, la prostatectomie, périnéale au moins, entraîne dans la plupart des cas la section des canaux éjaculateurs et, par suite, la perte de la faculté de procréer. D'autres malades sont, au contraire, trop âgés, trop affaiblis pour pouvoir supporter sans risques une opération aussi grave.

L'*infection* rend le succès de l'ablation de la prostate moins certain : « Les chances de succès diminuent assurément du fait de la contamination possible de la plaie par les toxines ou les microbes contenus à l'intérieur de ce réservoir ; et, pourtant, la tendance actuelle est de considérer la prostatectomie périnéale suivie d'un bon drainage par la partie déclive comme le meilleur moyen de parer à cette septicité, quand on a utilisé préalablement tout l'arsenal de la désinfection » (n° 87).

Nous ne reviendrons pas sur les conditions exigées pour que l'acte opératoire soit bénin. L'opportunité de la prostatectomie se trouve limitée par un certain nombre de contre-indications qui sont multiples et que nous avons indiquées dans le chapitre ayant trait à cette opération. Dans d'autres cas, elle ne peut être pratiquée avec la certitude d'un succès. Malgré la grande habileté opératoire, les statistiques les meilleures sont obligées de mentionner un certain nombre de décès.

La prostatectomie s'attaque sans doute directement à l'obstacle qui s'oppose au libre cours de l'urine. Mais, comme nous venons de le dire, elle n'est pas toujours applicable ou bien elle entraîne la nécessité de risques ou de mutilations graves. Il faut rappeler d'ailleurs que les malades n'acceptent pas toujours aisément l'intervention chirurgicale.

Le *traitement radiothérapique* vient tout d'abord combler une lacune dans le traitement de l'hypertrophie de la prostate.

En effet, dans les *premières années* de prostatisme, le médecin ne sait que faire pour être réellement utile à son malade et le chirurgien attend, pour intervenir, que le prostatique, prévenu de l'efficacité d'une opération, l'appelle à son secours. En attendant, les années s'écoulent et le prostatique continue à souffrir. La radiothérapie permet d'*intervenir au début de la maladie* et certainement avec d'autant plus de chances que l'hypertrophie de la prostate est moins avancée.

On peut y soumettre tous les malades, car c'est une *méthode absolument indolore* et qui *présente le minimum d'inconvénients* pour le malade. Grâce au nouvel appareil du docteur Th. Nogier, le malade est soumis au traitement sans être incommodé. Bien au contraire, il est assis confortablement sur le « cheval » et, durant l'irradiation, il n'éprouve aucune sensation désagréable et peut s'occuper à lire ou à écrire. Il faut savoir gré au docteur Nogier de son ingéniosité pour la création d'un tel appareil qui rend extrêmement facile une application jusqu'alors assez pénible et qui la réalise dans les conditions optima.

D'une part, la méthode est rendue d'une *simplicité extrême* et, d'autre part, le malade se soumet sans peine au traitement puisqu'il n'est ni douloureux, ni désagréable et qu'il constate rapidement une amélioration fonctionnelle qui l'encourage à le continuer.

En outre, le traitement radiothérapique *ne présente aucun des inconvénients, ni des conséquences de l'acte opératoire.* En particulier, la protection des testicules est réalisée de façon très parfaite, grâce à l'emploi de localisateurs en verre plombeux qui permettent de n'irradier que la région périnéale.

L'emploi de filtres convenablement choisis protège contre les accidents de radiodermite au niveau du périnée. L'emploi d'une cupule protectrice épaisse garantit les cuisses et les fesses contre toute action du rayonnement direct.

Les applications de radiothérapie se font uniquement par *voie externe.* Il n'y a aucune manœuvre interne et, par suite, tout *risque d'infection est évité ;* pas d'hémorragie non plus ou de mutilation imprudente quelconque.

Dans la méthode que nous exposons (méthode du docteur Th. Nogier), les applications peuvent être *longues* et *larges* et, par suite, *efficaces.*

En effet, les séances peuvent dépasser l'heure : de cette façon, le malade recevra le maximum de dose nécessaire en un court délai. On lui évitera l'ennui de revenir ainsi bien souvent.

Les applications sont *larges*, avons-nous dit ; c'est-à-dire le malade assis sur le « cheval » a les cuisses fortement écartées, le périnée est étalé au maximum et peut recevoir sur une large surface, délimitée par le plus grand localisateur en verre plombeux de Drault, de 75 millimètres de diamètre.

En comparant les divers traitements, on est obligé de reconnaître que le traitement radiothérapique présente une très grande supériorité. A cause de sa simplicité et de son efficacité dans la majorité des cas d'hypertrophie prostatique, le traitement radiothérapique devrait être utilisé systématiquement avant d'en venir à une intervention chirurgicale.

L'intervention ne serait ainsi utilisée que dans les cas relativement rares où l'élément fibreux, par trop abondant dans la glande, s'oppose à une réduction suffisante de son volume sous l'action du rayonnement.

CHAPITRE VII

Mode d'action des rayons X.

Les rayons X possèdent sur les tissus vivants trois actions principales :

1° Action excitante ;

2° Action caustique et nécrosante ;

3° Action élective.

L'*action excitante* passe souvent inaperçue, parce qu'elle n'a lieu que pour des doses très minimes. La vitalité des tissus reçoit comme un coup de fouet. Cette méthode thérapeutique a été utilisée dans le traitement des lupus ; de la tuberculose, par la méthode de Manoukhine ; du paludisme chronique, par la méthode de Païs (89, p. 257).

L'*action caustique* est employée pour les épithéliomas de la peau. Elle est préconisée par Bordier (de Lyon) et Dubreuil (Bordeaux). On administre 15 à 25 unités H, en une ou deux séances, sans filtre ou en interposant un mince filtre de $0^{mm}5$ d'aluminium. On obtient une vraie radiodermite et la cicatrice est celle d'une brûlure.

L'*action élective* est certainement beaucoup plus intéressante et pleine d'avenir. Elle utilise un rayonnement tel, qu'appliqué à un complexus cellulaire, ce rayonnement ne frappe que les cellules malades et ne lèse pas les cellules saines. Pour les néoplasies bénignes (fibromes utérins, hypertrophie prostatique), elle requiert l'emploi de doses moyennes de rayons filtrés sur 4 à 5 millimètres d'aluminium, ces néoplasies réagissant bien sous l'influence de doses petites et réfractées. Pour les néoplasies malignes et profondes, elle nécessite l'emploi de filtres épais, 12 à 15 millimètres d'aluminium ou 0mm5 de cuivre, de doses très élevées (30, 40, 50 et même 60 unités Holtzknecht) appliquées en un court délai (8 à 10 jours), en séances longues (une à trois heures). Cette action puissante ne peut être utilisée dans les néoplasmes malins et profonds que par quelques rares spécialistes pourvus de l'appareillage nécessaire. L'hypertrophie prostatique ne nécessite pas heureusement pour son traitement de moyens aussi puissants.

« Sans connaître de façon complète le mécanisme intime de l'action biologique des rayons X, on a émis à ce sujet plusieurs hypothèses dont quelques-unes sont fort plausibles.

« L'une des plus séduisantes est celle qui, s'appuyant sur des faits expérimentaux, montre que les rayons X font cesser l'état colloïdal du phosphore. Or, dans les cellules et en particulier dans leur noyau, le phosphore est à l'état colloïdal. Les rayons X arrêtent les mouvements browniens du phosphore en solution colloïdale, le précipitent et ne lui permettent plus de faire partie d'un édifice vivant. Dès lors, le noyau, centre directeur de la cellule, dégénère et meurt, entraînant la disparition de la cellule qui était sous son intime dépendance. A dose moindre, les rayons X ne précipitent pas tout le phosphore et n'ont qu'une action *partielle* sur les noyaux et les cellules. On assiste alors, suivant les doses, soit à une disparition, soit seulement à une réduction de volume de l'organe irradié.

« Il semble donc que les rayons X produisent une floculation physique à l'intérieur des noyaux et que la mort des cellules ou l'amoindrissement de leur vitalité sont la conséquence directe de cette action » (Nogier).

Il est à remarquer que les radiations X ne sont pas les seules vibrations de l'éther capables d'altérer ou de tuer les cellules vivantes. Les rayons ultra-violets agissent plus vite qu'eux et d'une façon plus brutale, mais ce qui fait le grand intérêt thérapeutique des rayons X, c'est qu'ils pénètrent dans les tissus et vont agir sur des cellules situées dans la profondeur du corps, et en second lieu, c'est qu'ils agissent *sélectivement sur certains tissus.*

C'est, en effet, un fait d'expérience, que tous les tissus ne sont pas également sensibles aux rayons X. Les causes de la radio-sensibilité cellulaire ont été condensées par Bergonié et Tribondeau, dans une loi très générale qui jusqu'ici n'a pas rencontré d'objection sérieuse et qui peut s'exprimer ainsi : un tissu est d'autant plus radio-sensible :

1°) que son activité karyokynétique est plus grande ;

2°) que son devenir karyokinétique est plus long ;

3°) que sa morphologie et ses fonctions sont moins définitivement fixées.

Or, la prostate est un *organe glandulaire*, à *signification génitale*. C'est donc un tissu très radio-sensible normalement ; mais, en cas d'hypertrophie, cette radio-sensibilité est variable, suivant la nature de la néoplasie cellulaire et conformément à la loi générale de Bergonié-Tribondeau.

Effectivement, tous les auteurs sont unanimes à déclarer que les « *hypertrophies glandulaires* », tissus riches en figure de karyokinèse, sont très radio-sensibles aux rayons X. Au contraire, dans « *l'hyperplasie du tissu conjonctif* », forme tout à fait opposée, c'est-à-dire la plus pauvre en figures de karyokinèse, on est obligé d'avouer que les rayons X ne donnent pas de guérison complète. Heureusement que cette forme est plutôt rare. En effet, Albarran et Hallé donnent les proportions suivantes :

Hypertrophie glandulaire 46 % ;

Hypertrophie mixte 51 % ;

Hypertrophie fibro-musculaire 3 %.

Comme nous l'avons déjà mentionné, les *adénomes prostatiques à leur début* sont justiciables de la radiothérapie et donnent des résultats remarquables.

Tous les auteurs ont constaté que le traitement radiothérapique produit, par disparition de l'élément glandulaire, une *atrophie* de la prostate, dont les dimensions étaient auparavant augmentées.

Guilbert, dans un récent article (88, p. 176), signale un fait curieux intéressant : c'est la fonte rapide des parties adénomateuses, laissant entre les tractus fibreux des parties molles, comme vides, et c'est par rétraction de ces éléments fibreux que l'organe reprend des dimensions, sinon normales, du moins compatibles avec le bon fonctionnement de la vessie.

Observations.

OBSERVATION I (Docteur NOGIER).

Inédite.

M. Ch. Fernand, 58 ans, de Chambéry (Savoie), vient nous consulter le 20 octobre 1913, pour des troubles urinaires.

Antécédents héréditaires. — Mère morte d'un cancer du sein non opéré, à l'âge de 71 ans ; père mort d'une maladie de cœur, à 66 ans.

Antécédents personnels. — Blennorragie à 18 ans, très mal soignée par le malade lui-même et par divers pharmaciens sans consultation médicale sérieuse. A la suite, rétrécissement que le malade a fait traiter à Paris, par l'électrolyse circulaire, avec assez bon résultat du reste.

Pneumonie à 25 ans, grave, avec une longue convalescence et un amaigrissement de plusieurs kilos, qui ont fait penser un moment à de la tuberculose en évolution. Un long repos de 18 mois et la suralimentation ont eu raison de cet état assez alarmant.

Du côté des voies urinaires, nouvelle blennorragie à 31 ans avec orchite. Cette fois le malade se fait soigner de façon sérieuse et est assez vite rétabli. Depuis cette époque, rien de particulier à noter.

Depuis quelques mois le malade a remarqué qu'il urinait plus souvent la nuit. Il se levait d'abord 2 fois puis trois, puis quatre, quand il faisait froid du moins. Il a remarqué aussi que le jet de son urine ne portait plus aussi loin, mais il attribue ce phénomène à un resserement de son ancien rétrécissement. Depuis quelques semaines les mictions sont devenues plus fréquentes le jour. Il est obligé de se présenter aux water-closets pour uriner, une fois toutes les trois heures.

L'urine est assez claire, mais par le repos elle donne un dépôt floconneux. Ni sucre, ni albumine.

A l'examen. — Le toucher rectal montre une prostate nettement augmentée de volume, surtout du côté du lobe gauche. La surface postérieure de la prostate n'est cependant pas bosselée et irrégulière. Sa consistance est souple, demi-élastique. Pas de douleur à la pression.

Nous prescrivons au malade un traitement radiothérapique pour combattre l'hypertrophie de sa prostate et le traitement est commencé le lendemain.

1re séance (21 octobre 1913), sur le « cheval ». Ampoule Bürger à radiateur à ailettes, 18 centimètres d'étincelle équivalente, filtre de 3 millimètres d'aluminium, distance 22 centimètres, anticathode-périnée, 30 minutes de séance.

2e séance le 22 octobre, dans les mêmes conditions.

3e séance le 23 octobre, identique aux deux précédentes.

Nous revoyons le malade au bout d'un mois. Il y a déjà une amélioration nette. Moins de gêne pour uriner. Le malade ne se lève plus que deux ou trois fois la nuit.

Les 22, 23 et 24 novembre 1913, trois nouvelles irradiations sur le « cheval », avec la technique indiquée cidessus.

Le malade revient le 26 décembre. Il est cette fois très amélioré. Plus que deux mictions la nuit au maximum. Le jour, le jet d'urine porte plus loin, ce qui prouve que sa modification était due à l'hypertrophie de la prostate. Le toucher rectal montre une prostate plus souple et moins volumineuse.

Les 26, 27 et 28 décembre, trois nouvelles irradiations sur le « cheval », comme la première fois.

Nous revoyons le malade en février seulement, car il nous écrit qu'il se sent tout-à-fait bien.

Au toucher rectal (14 février), la prostate est souple et à peine plus grosse qu'une prostate normale. Mictions le jour, une toutes les six heures ; la nuit, une ou pas.

Le malade revu en juin 1914 allait aussi bien que possible et ne se plaignait plus d'aucun trouble du côté des voies urinaires.

Nous avons eu des nouvelles de notre ancien client, en fin 1919. Il n'y avait eu aucune rechute. Les mictions n'avaient pas augmenté de fréquence, ni le jour ni la nuit. Urine toujours claire sans sucre ni albumine.

Au total, trois séries de trois applications ont suffi à amener la guérison.

OBSERVATION II (Docteur Nogier).

Inédite.

Monsieur Vil. Charles, d'Aubenas (Ardèche), 61 ans, vient nous consulter le 16 novembre 1913, parce que nous avons traité avec succès un de ses voisins pour une hypertrophie de la prostate deux ans auparavant (1).

Antécédents héréditaires. — Mère encore vivante et âgée de 85 ans. Père gros buveur et gros fumeur, foudroyé par une hémorragie cérébrale, en voyage, à l'âge de 52 ans.

Antécédents personnels. — A toujours aimé bien boire et bien manger. Fume facilement pour 50 centimes de tabac par jour en cigarettes. Boit plusieurs apéritifs par jour sans compter plusieurs litres de vin. Présente des signes d'éthylisme assez accentués : foie douloureux, conjonctive subictérique, tremblement des doigts, hyperchlorhydrie. Pas de blennoragie dans sa jeunesse, mais avoue qu'il s'est bien amusé et qu'il ne s'est pas privé de femmes.

Il y a six mois, brusquement, a présenté un soir de la rétention d'urine qui a nécessité un sondage suivi de quatre autres. A la suite, une légère infection vésicale s'est produite. Urines troubles et laissant un dépôt opalescent.

Urine sept fois le jour et quatre à cinq fois la nuit. La miction est lente et parfois douloureuse.

(1) Nous ne re'aterons pas cette observation, parce que le malade n'a ss été traité avec la méthode du « cheval ».

A l'examen. — Le toucher rectal montre une prostate très grosse. L'index ne peut pas crocher son bord supérieur. L'hypertrophie porte sur les deux lobes de façon à peu près égale. La face postérieure de la prostate est lisse. La consistance de la glande est assez souple, pas de bosselures. Pas de douleurs à la pression.

Nous parlons au malade d'une intervention chirurgicale : il la refuse de façon formelle à cause de ses aléas et insiste pour un traitement radiographique. Le traitement est commencé le lendemain.

Les 17, 18 et 19 novembre 1913, trois séances sur le « cheval ». Ampoule Bürger à ailettes, 20 centimètres d'étincelle équivalente, filtre de 3 millimètres d'aluminium, distance 22 centimètres anticathode-périnée, 25 minutes de séance.

Le 20 décembre nous revoyons le malade. Pas encore d'amélioration bien nette. Cependant le malade se sent mieux et urine plus abondamment.

Les 21, 22 et 23 décembre, trois nouvelles irradiations avec la même technique.

Le 25 janvier 1914, nous examinons à nouveau le malade. La prostate est beaucoup plus souple. Sa consistance est butyreuse. On arrive à dépasser avec l'index son pôle supérieur. Cinq mictions par jour et trois la nuit.

Les 26, 27 et 28 janvier 1914, 7e, 8e et 9e séances sur le « cheval », comme pour la première séance.

Le 2 mars, nouvel examen. La diminution de la prostate est très accusée. Elle est molle. Trois mictions par jour et une la nuit, sur le matin. Un léger érythème périnéal nous fait différer l'application. Nous recommandons au malade de nous écrire pour nous tenir au courant

Le 25 avril, le malade nous écrit qu'il ne lui semble pas utile de revenir à Lyon. Il urine sans peine. Son urine est claire. Deux mictions par jour, une ou deux la nuit.

Les dernières nouvelles reçues de ce malade remontent à mai 1915. A cette date, il allait bien du côté des voies urinaires. Il urinait deux fois le jour et une fois la nuit. L'urine était claire. Malheureusement, le malade qui avait continué à boire malgré les conseils qui lui avaient été donnés, se plaignait beaucoup de son foie et de son état général. Les lettres que nous lui avons écrites en 1919, 1920, 1921, sont restées sans réponse.

OBSERVATION III (Docteur Nogier).

Inédite.

M. Bur. Léon, 66 ans, de Lons-le-Saulnier (Jura), vient nous consulter le 11 décembre 1913, pour troubles urinaires, espérant que l'électricité pourra le soulager.

Antécédents héréditaires. — Rien de particulier à noter dans les antécédents héréditaires. Le père et la mère du malade sont morts très âgés, l'un de grippe, l'autre de pneumonie. Pas de cas de néoplasme dans la famille. Le père du malade a présenté, quelques mois avant sa mort, quelques troubles urinaires (rétention), pour lesquels on a dû le sonder une dizaine de fois. Ces troubles avaient disparu lors de sa mort.

Antécédents personnels. — Le malade, dernier d'une famille de trois enfants, a eu une santé assez fragile dans son enfance. Coqueluche, rougeole, oreillons, scarlatine. La convalescence de la scarlatine a été assez longue. Depuis l'âge de 18 ans va bien. Une blennorragie à 22 ans, mal soignée et qui a été suivie d'un écoulement chronique qui a duré plusieurs années. Pas de syphilis. Marié à 31 ans. Deux enfants bien portants.

A 62 ans a commencé à faire quelques troubles urinaires. Mictions plus fréquentes la nuit, puis un peu plus fréquentes le jour. Ne s'est pas inquiété tout d'abord de ces phénomènes qu'il a mis sur le compte de l'âge. Ces phénomènes ont disparu du reste vers la soixante-troisième année, le malade ayant pris, sur le conseil d'un ami, le parti de ne plus boire de vin aux repas, excepté le dimanche.

Il y a quatre mois les troubles urinaires ont reparu assez brusquement à la suite d'un repas très copieux où on avait consommé crustacés et gibier. Rétention pendant 3 jours, ayant nécessité trois à quatre sondages par jour. Quand cette crise a été passée, le malade a remarqué qu'il devait se lever assez souvent la nuit, 5 fois en moyenne et qu'il urinait plus souvent le jour (4 fois). Cuissons uréthrales à la fin de la miction pendant quelques semaines. Le malade pense à un rétrécissement comme cause de ces troubles et nous demande de lui faire de l'électrolyse.

A l'examen. — Le toucher rectal montre une prostate hypertrophiée dans son ensemble. La glande ne présente pas de bosselures, pas de noyau dur. Elle n'est pas sensible à la pression. Sa consistance n'est pas très dure ; elle est demi-élastique.

L'urine est claire sauf quelques filaments ; elle ne contient ni sucre ni albumine.

Traitement. — Nous proposons au malade un traitement radiothérapique, car nous rapportons à l'hypertrophie de la prostate tous les troubles qu'il présente.

Les 13, 14 et 15 décembre 1913, applications radiothérapiques sur la région prostatique avec l'appareil « le cheval ». Ampoule Bürger à radiateur à ailettes, filtre 3 millimètres d'aluminium, étincelle équivalente 20 centimètres. Durée de chaque séance, 25 minutes.

Le 10 janvier 1914, le malade revient avec une petite amélioration. Il n'urine plus que 4 fois la nuit, en moyenne, et trois fois le jour. Au toucher rectal, la prostate est un peu plus molle ; son volume ne parait pas s'être sensiblement modifié.

Les 12, 13 et 14 janvier, applications radiothérapiques sur le « cheval ». Même technique que plus haut, sauf que le filtre a été porté à 4 millimètres et l'étincelle équivalente à 22 centimètres. L'appareil générateur de courant à haute-tension permettrait d'aller à 40 centimètres d'étincelle si l'ampoule pouvait les supporter.

Le 15 février, nous revoyons le malade qui accuse cette fois un très réel progrès. Il n'urine plus que deux fois la nuit et deux fois le jour. Au toucher rectal, la prostate a nettement diminué dans toutes ses dimensions, sa mollesse est plus grande. On ne détermine pas de douleur par la palpation digitale profonde.

Les 16, 17 et 18 février, applications radiothérapiques sur le « cheval ». Même technique exactement que le mois précédent. 25 minutes d'application chaque fois.

Le 23 mars, le malade se représente à nous, très satisfait cette fois. Il ne se lève plus qu'une fois la nuit pour uriner, sur le matin. Le jour il urine deux fois en moyenne. Nous lui proposons trois nouvelles applications pour fixer le résultat ; il est très pressé par ses affaires et n'en accepte qu'une qui est faite le 24 mars, avec le « cheval » et la même technique que plus haut, c'est-à-dire filtre de 4 millimètres d'aluminium et 22 centimètres d'étincelle équivalente.

Le 29 juin 1914, le malade, de passage à Lyon, vient nous rendre visite pour nous exprimer sa satisfaction du traitement qu'il a suivi au printemps. L'amélioration fonctionnelle obtenue s'est maintenue et s'est confirmée. Il lui arrive de ne plus se lever certaines nuits pour uriner. Au toucher rectal, prostate à peine plus grosse qu'une prostate normale. Urines : ni sucre, ni albumine. Excellent état général.

La guérison s'est maintenue parfaite jusqu'en 1918 (octobre), date à laquelle notre client a été enlevé par l'épidémie de grippe.

OBSERVATION IV (Docteur Nogier).

Inédite.

M. Lo. Gustave, 55 ans, de Nîmes (Gard), se présente à nous le 17 février 1914. Il nous est envoyé par M. le docteur Suquet, radiologiste des Hôpitaux, qui lui a trouvé une hypertrophie de la prostate et qui lui a fait suivre un traitement par les courants de haute fréquence, mais sans résultat appréciable.

Antécédents héréditaires. — Le malade est de souche arthritique aussi bien du côté maternel que du côté paternel. Mère morte à 69 ans, avec lésions très fortes de rhumatisme déformant. Père grand goutteux ayant eu de très nombreuses atteintes de goutte au cours de son existence et qui est mort à 71 ans, à moitié paralysé.

Antécédents personnels. — Pas de maladie spéciale à signaler dans l'enfance, à part les maladies de l'enfance, dont la convalescence a été très rapide et très simple. Fièvre typhoïde à 23 ans, prise après un voyage à Cette, où le malade avait mangé copieusement des huîtres. La maladie a été fort grave et le malade a failli succomber à l'infection. Convalescence longue. Mauvais état général à la suite, pendant plusieurs mois. Blennorragie à 26 ans, soignée plutôt mal que bien et ayant laissé un rétrécissement pour lequel M. le docteur Suquet a dû faire il y a quelques années des séances d'électrolyse avec un bon résultat. Le malade, gros mangeur et faisant peu d'exercice, est obèse. Il pèse 102 kilos pour une taille de 1 m. 58.

Depuis un an, les fonctions urinaires se font assez mal et le malade en est très préoccupé. D'abord les mictions sont devenues plus fréquentes, aussi bien le jour que la nuit. Puis de la gêne pour uriner s'est manifestée. La miction était plus longue et le jet d'urine portait de moins en moins loin. Sensation d'un obstacle profond au niveau du col de la vessie. Sensation de constriction profonde au moment où s'écoulent les dernières gouttes d'urine.

Comme nous l'avons dit plus haut, le malade a demandé avis à M. le docteur Suquet, qui lui a fait 20 séances de haute fréquence avec électrode intra-rectale (électrode-cône de Doumer). Aucune modification ne s'est produite ni en bien ni en mal. Découragé, le malade a refusé de suivre un traitement radiothérapique que lui recommandait M. le docteur Suquet. Ce médecin nous envoie le malade en nous faisant remarquer que le traitement sera probablement très difficile à appliquer, vu le volume considérable des fesses, qui masquent complètent la région périnéale.

Le nombre des mictions est de quatre le jour et de cinq à six la nuit. L'urine ne contient ni sucre ni albumine.

A l'examen. — Le toucher rectal montre bien, comme le docteur Suquet l'avait remarqué, une très grosse prostate dont la consistance n'est pas très dure, heureusement. Rien qui puisse faire penser à un néoplasme. Pas de bosselures, pas de noyau douloureux. Pas de modification de l'état général. Urines à peu près normales comme coloration. Ni sucre, ni albumine.

Traitement. — Le malade est installé sur le « cheval » et les difficultés d'application que le docteur Suquet avait redoutées et qui étaient réelles, disparaissent immédiatement vu la position du malade. Le périnée est bien dégagé e tparfaitement accessible à l'irradiation.

Les 17, 18 et 19 février, irradiations de 25 minutes de la région périnéale. Ampoule Bürger à radiateur, filtre de 4 millimètres d'aluminium, 22 centimètres d'étincelle équivalente. Distance anticathode-périnée : 22 centimètres.

Le 16 mars nous revoyons le malade. Encore aucune modification. Il est découragé. Nous lui expliquons qu'avec une grosse prostate comme la sienne, il n'est pas étonnant que le résultat ne soit pas immédiat. Au toucher rectal, il ne semble pas, en effet, que la prostate ait diminué. Mictions sensiblement aussi fréquentes.

Les 17, 18 et 19 mars, nouvelles applications radiothérapiques sur le « cheval », toujours très faciles, malgré l'obésité du malade. Trois séances de 25 minutes chacune avec la même technique qu'en février.

Le 20 avril, le malade revient au rendez-vous que nous lui avions fixé. Cette fois il est le premier à nous annoncer une action favorable du traitement. Les mictions sont plus faciles et moins nombreuses. Il n'urine plus que quatre fois la nuit en moyenne et trois fois le jour.

Les 21, 22 et 23 avril, sur le « cheval », trois nouvelles séances radiothérapiques de 25 minutes. Même technique que la première fois.

Le 18 mai, nous revoyons le malade. Amélioration importante, non seulement au point de vue fonctionnel, mais au point de vue objectif. Les mictions ne dépassent pas trois la nuit, au maximum ; parfois le malade n'est obligé de se lever que deux fois.

Au toucher rectal, la prostate a diminué de façon très sensible, sa consistance est plus molle. Elle donne l'impression d'un fruit qui est en train de se flétrir.

Les 19, 20 et 21 mai, trois nouvelles séances radiothérapiques sur le « cheval », avec la même technique.

Le 22 juin, nouvel examen du malade dont la prostate a, cette fois, bien diminué de volume. Le lobe droit est un peu plus réduit que le gauche. Les mictions ne sont plus que de une ou deux la nuit. Mais les mictions se font sans difficulté. Plus de pesanteur au niveau du col de la vessie, plus de constriction profonde. Le jour, le malade urine normalement. Il n'est plus obligé, comme avant le traitement, de se précipiter aux water-closets, poussé par un impérieux besoin.

Les 23, 24 et 25 juin, trois séances de radiothérapie sur le « cheval », avec la même technique que pour les applications précédentes.

Le malade devait revenir le 29 juillet, mais il nous télégraphie que, vu la situation politique très troublée, il ne pouvait se déplacer. Une lettre datée du 31 juillet et qui ne nous parvint qu'en septembre, nous annonçait que tout allait bien. Le malade ne se levait plus qu'une fois le matin et, le jour, urinait ni plus ni moins qu'avant d'avoir été malade.

En 1916, 1917, 1918, 1919, nous avons reçu des nouvelles du malade. Le bon résultat obtenu s'était maintenu intégralement. Depuis octobre 1919, nous avons perdu le malade de vue, car il a quitté Nîmes pour Madagascar.

OBSERVATION V (Docteur Nogier).

Inédite.

M. Du... Jacques, 51 ans, de Paray-le-Monial (Saône-et-Loire), vient nous consulter le 28 mars 1914, pour une fatigue de la vessie. Il a lu dans un journal que l'électricité pouvait être utile dans ce genre d'affections.

Antécédents héréditaires. — Mère morte de bonne heure d'une pneumonie 15 jours après son deuxième accouchement. Père encore vivant et vigoureux, âgé de 87 ans.

Antécédents personnels. — Dans l'enfance, rougeole bénigne ; oreillons sans complication du côté des testicules ;

pas de scarlatine ni de fièvre typhoïde. Deux blennorragies, l'une à 21 ans, l'autre à 29 ans, toutes les deux assez négligées. A la suite, rétrécissement assez serré de l'urètre, pour lequel le malade a dû subir plusieurs traitements de dilatation et plusieurs séances d'électrolyse chez le docteur Michaud, médecin-électricien à Dijon.

Au début de janvier 1914, en revenant d'une foire (le malade est marchand de bestiaux), s'assit sur un banc de pierre après avoir fait une dizaine de kilomètres à pied. Le soir de ce jour ne put plus uriner. Il passa toute la nuit à l'hôtel, souffrant beaucoup et ne put se faire sonder que le matin. Toute la vessie ne put être évacuée dans le premier sondage et il fallut procéder à trois autres sondages la même journée. Les jours suivants, trois sondages par jour. Cet état se prolonge une douzaine de jours, puis tout rentra dans l'ordre. Mais les sondages avaient probablement causé un peu d'infection, car le malade présenta depuis des urines légèrement troubles en même temps que des douleurs vésicales. De plus, les mictions sont devenues plus fréquentes. Le malade est obligé de se lever trois fois par nuit au moins et la fin de chaque miction est marquée par des douleurs assez vives. Parfois l'urine a été légèrement teintée de sang. L'urine est un peu trouble; elle ne contient ni sucre ni albumine.

A l'examen. — Prostate augmentée de volume de façon modérée. L'index arrive au niveau de son pôle supérieur. Le lobe gauche est plus gros que le droit. Pas de bosselures de la face postérieure; elle est lisse en tous points. La glande a une consistance demi-molle. Pas de noyau dur intra-glandulaire perceptible au toucher.

Traitement. — Les 30, 31 et 1er avril, nous appliquons au malade, sur le « cheval », trois séances de radiothérapie. Ampoule Bürger à radiateur, filtre 4 millimètres d'aluminium, étincelle équivalente 22 centimètres, durée 25 minutes.

Le 27 avril, le malade revient nettement amélioré. Il ne se lève plus que deux fois la nuit. Il ne s'est cependant pas reposé et a passé presque tout son temps pour son commerce à voyager en chemin de fer ou en voiture.

Les 28, 29 et 30 avril, trois nouvelles séances sur le « cheval », avec la technique ci-dessus.

Le 28 mai, le malade revient nous rendre visite. Sa prostate est en forte diminution ; les mictions ont diminué de fréquence : une à deux la nuit, deux à trois le jour.

Les 28, 29 et 30 mai, sur le « cheval », trois séances de radiothérapie de 25 minutes de durée, avec la même technique que plus haut.

Le jeudi 2 juillet, nous examinons de nouveau notre client. Son état est si satisfaisant que nous ne lui faisons pas de traitement. Sa prostate est de dimension très peu supérieure à la normale ; la différence de grosseur entre les deux lobes a disparu. La consistance de la glande est souple. Le malade se lève de temps en temps une fois la nuit si la quantité de boisson ingérée la veille a été un peu forte, mais il peut aussi rester plusieurs nuits de suite sans se lever. Le jour urine sans peine et sans hâte, comme un sujet bien portant.

Pendant la guerre, nous n'avons pu avoir des nouvelles de notre malade, mais depuis il nous a écrit en 1919, 1920, 1921, début de 1922. Malgré ses 59 ans, il n'a pas eu de nouveaux troubles urinaires.

OBSERVATION VI (Docteur Nogier).

Inédite.

M. Pe..., 55 ans, de Dijon (Côte-d'Or), envoyé par M. le professeur Marion et par M. le docteur Beclère, de Paris, nous demande rendez-vous pour un traitement radiothérapique de son hypertrophie prostatique. Nous le voyons pour la première fois le 8 novembre 1921.

Antécédents héréditaires. — Rien de noté à ce sujet sur notre registre d'observations.

Antécédents personnels. — Le malade a joui jusqu'en 1914 d'une bonne santé et n'a eu aucun ennui du côté des fonctions urinaires. En juillet 1914, il reçut la pluie après une course assez longue. Immédiatement après, fièvre, frissons, courbature, nausées. Les urines, jusque-là toujours très claires, devinrent troubles. On nota de plus dysurie, sang à la fin de la miction. Une analyse fit trouver une petite quantité d'albumine. La durée de ces phénomènes fut de huit jours. Après quinze jours de convalescence, tout était rentré dans l'ordre.

Depuis cet incident, il semble au malade que sa capacité vésicale a diminué et qu'il est obligé d'uriner plus souvent. Il est obligé de se lever une fois la nuit pour uriner.

Cette situation se prolongea sans grand changement jusqu'en fin juillet 1921. A ce moment, après une course un peu longue en voiture, suivie d'une course en bicyclette, le malade remarqua qu'il avait, en se couchant, des urines sanglantes. Une heure après il fut obligé de se relever et urina du sang presque pur. La même nuit eut encore 3 ou 4 mictions, toutes teintées de sang. Au réveil, les urines avaient repris leur teinte normale.

Cinq jours après, nouvelle hématurie sans cause apparente. A dater de ce moment apparurent des douleurs dans le bas-ventre. Après deux ou trois jours où l'urine semblait normale, il y eut une nouvelle hématurie (un verre à bordeaux environ).

A ce moment, on fit appeler un médecin, qui procéda à un cathétérisme prudent, fit mettre le malade au lit avec de la glace sur le ventre et recommanda le repos complet. L'hématurie céda au bout de 4 jours. A la suite de cette nouvelle alerte, le malade alla passer 10 jours à la campagne. Malgré ce repos, la sensation de pesanteur dans le bas-ventre ne disparut pas.

Au début de septembre 1921, ressentit brusquement des cuissons dans le gland. Le soir de ce jour, nouvelle hématurie à sang noir, qui dura toute la nuit. Douleurs dans le bas-ventre.

M. le professeur Marion, appelé en consultation à Dijon, examina le malade et le fit radiographier pour éliminer l'hypothèse d'un calcul. Les radiographies furent négatives.

Le 6 octobre, cystoscopie à Paris. On ne vit ni polype, ni calcul, mais une hypertrophie de la prostate déjà assez développée et portant sur les deux lobes. Pas de rétention appréciable.

M. le docteur Beclère, consulté, conseilla la radiothérapie et engagea le malade à venir nous trouver.

A l'examen. — Le toucher confirme en tous points la cystoscopie. On sent une prostate hypertrophiée dans son ensemble et de consistance demi-molle. Pas de bosselures à sa surface, pas de douleur à la pression.

Le malade souffre de plus de prurit anal et périnéal.

Traitement. — Les 8, 9, 10 novembre 1921, trois séances de radiothérapie sur le « cheval ». Ampoule de la Verrerie scientifique à radiateur métallique. Filtre de 4 millimètres d'alumiuium. Etincelle équivalente de 22 centimètres. Durée de chaque séance 25 minutes.

Nous revoyons le malade le 8 décembre. Légère diminution des mictions ; le prurit anal a presque entièrement disparu. Le toucher rectal montre une prostate plus souple.

Les 8, 9, 10 décembre, sur le « cheval », trois séances de radiothérapie avec la même technique. Durée de chaque application : 25 minutes.

Le malade revient le 10 janvier. Il est content. Le prurit anal et périnéal a disparu. Les mictions sont plus faciles et plus rares. Les 10, 11, 12 janvier, trois nouvelles séances sont faites avec la même technique que ci-dessus.

Le 23 février nous revoyons notre malade qui s'améliore de plus en plus. Presque plus aucun trouble du côté des voies urinaires. Nous lui faisons, les 23, 24 et 25 février, trois nouvelles applications de 25 minutes.

Le 13 avril, notre malade nous demande de le revoir. Sa prostate a bien diminué dans son ensemble. Les mictions sont normales le jour ; la nuit, le malade se lève parfois une fois. Nous pourrions nous arrêter là, mais nous préférons faire encore une série d'applications, car le malade a une vie très occupée et peut difficilement venir à Lyon.

Les 13, 14 et 15 avril, toujours sur le « cheval » trois séances radiothérapiques de 25 minutes avec la technique du début.

A la suite de ce traitement, l'état du malade a été très satisfaisant. Il a pu vaquer à toutes ses occupations sans aucune gêne et sans se préoccuper de ses voies urinaires. Nous pensions qu'il était entièrement guéri, lorsqu'il nous écrit à la date du 28 octobre qu'après une course de 30 kilomètres à bicyclette sur de mauvaises routes, course suivie d'un refroidissement, il a eu une poussée aiguë de congestion prostatique avec dysurie, brûlures uréthrales et émission d'urines sanguinolentes.

CONCLUSIONS

I. — Nombreux sont les moyens employés pour traiter l'hypertrophie de la prostate. Cependant le cathétérisme et la prostatectomie sont communément utilisés. Mais dans quelques cas, ces deux moyens, qui ont fait leurs preuves, présentent des difficultés d'application et des dangers. Pour le cathétérisme en particulier, le passage répété de la sonde n'est pas sans inconvénient, la sonde à demeure non plus ; des hématuries se produisent et l'infection est surtout à redouter.

II. — D'autre part, la prostatectomie est une intervention sérieuse : elle réclame certaines conditions pour assurer la bénignité de l'acte opératoire ; elle a aussi ses contre-indications et la mortalité est encore à considérer.

III. — Par contre, le traitement radiothérapique peut être employé dès le début ; on peut y soumettre la plupart des malades, car c'est une méthode absolument indolore, grâce au nouvel appareil du D[r] Th. Nogier. Les applications sont devenues d'une simplicité extrême et le traitement ne présente pas d'inconvénient : la protection des testicules est réalisée d'une façon parfaite ; l'emploi de filtres convenablement choisis protège contre les accidents de radiodermite. Il n'y a aucune manœuvre interne; par suite, tout risque d'infection est évité et cette méthode ne comporte pas de risques d'hémorragies.

Dans la méthode que nous exposons (méthode du Dr Th. Nogier), les applications sont *longues* et *larges* et par suite *efficaces*.

IV. — Monsieur Nogier déclare que le traitement radiothérapique produit la fonte des parties adénomateuses, laissant entre les tractus fibreux des parties molles comme vides, et c'est par rétraction de ces éléments fibreux que se produit une atrophie de la prostate auparavant hypertrophiée.

L'action du traitement radiothérapique est d'autant plus favorable que l'hypertrophie prostatique est moins avancée, c'est-à-dire lorsqu'il s'agit seulement d'hypertrophie au début. On peut obtenir à ce moment, par un traitement convenablement conduit, des guérisons complètes et durables.

Lorsque la prostate a déjà subi une sclérose partielle, la guérison complète ne doit pas être escomptée.

On peut cependant, à ce stade, encore obtenir une réduction de la glande avec amélioration des troubles fonctionnels.

V. — Le traitement de l'hypertrophie prostatique par les rayons X doit être essayé, à notre avis, avant de procéder à une opération chirurgicale. Ce n'est donc pas l'exclusivisme, mais l'éclectisme dans la thérapie de l'hypertrophie prostatique qui donnera, à notre point de vue, de très bons résultats.

VI. — La simplicité et la bénignité du traitement radiothérapique nous permettent même de penser qu'il pourrait être employé à titre prophylactique contre l'hypertrophie prostatique chez les sujets ayant dépassé la cinquantaine et qui présentent quelques troubles de leurs fonctions urinaires.

BIBLIOGRAPHIE

HYPERTROPHIE DE LA PROSTATE

1 ALBARRAN et HALLÉ. — Hypertrophies et néoplasies (*Ann. des mal. des org. gén. urin.* 1900, p. 113).

2 ALBARRAN et MOTZ. — Contribution à l'étude de l'anatomie macroscopique de la prostate hypertrophiée (*Ann. des mal. des org. gén. urin.*, juillet 1902, p. 769).

3 ARCELIN. — Exploration radiologique des voies urinaires 1917, p. 84.

4 CHEVASSU. — Origine anatomique de l'hypertrophie de la prostate (*Bull. de la Soc. Anat.*, nov. 1911).

4 bis CHEVASSU. — Nature de l'hypertrophie de la prostate (*Presse méd.*, 22 nov. 1911, n° 93, p. 966).

5 CUNÉO. — Du siège anatomique de l'hypertrophie de la prostate (*Bull. et Mém. de la Soc. de Chir. de Paris*, 1911, p. 256).

6 ESCAT. — Hématurie chez les prostatiques (*Th. de Paris* 1897).

7 FORGUE. — Précis de pathologie externe, 1921.

8 GUYON. — Les prostatiques (in *Affect. chir. de la vessie et la prostate*, 1888, p. 463).

9 JEANBRAU. — Pathologie de la prostate (*Précis de path. chir.*, 1921, p. 244).

10 LEGUEU F. — Traité chir. d'urologie, 1921

11 LEGUEU F. — Les rétentions chroniques d'origine prostatique (in *Progrès Médical* n° 11, 18 mars 1922, p. 124).

12 Marion G. — Traité d'urologie 1921, tome II, p. 745.
13 — Existe-t-il un prostatisme vésical des prostatiques sans prostate (*Journal d'urologie*, août 1912, p. 497).
14 Marion G. — La cystoscopie dans l'hypertrophie de la prostate (*Journal d'urologie*, n° 7, 15 juillet 1912, p. 33).
15 Motz et Péréarnau. — Contribution à l'étude de l'évolution de l'hypertrophie de la prostate (*Ann. des mal. des org. gén. urin.*, 1905, t. II, p. 152).
16 Motz. – L'adénome peri-urétral (hypertrophie de la prostate) (*Revue clinique d'urolog.*, janvier 1914, p. 1).
17 Pasteau. — Diagnostic radiologique des calculs de la prostate (Congrès de l'Ass. fr. d'ur. 1913) (in *Journal d'ur.*, 1913, p. 811).
18 Pousson. — Résultats éloignés des différentes méthodes opératoires de cure radicale de l'hypertrophie de la prostate (rapport présenté à l'Ass. fr. d'Ur. xxe session, 1920), in *Journal d'ur.*, 1920, p. 288).
19 Rochet. — Traité de la Dysurie sénile, 1899, p. 213.
20 Thompson H. — Traité pratique des mal. des voies urinaires. Traduction de Ed. Martin, 1881, p. 652.

TRAITEMENT DE L'HYPERTROPHIE PROSTATIQUE

21 Aetmann.— Die lokale Behandlung der prostata hypertrophie mit den radioktiwen Thermen in Gastein (*Wiener Klinische Wochens*, n° 49, 1905).
22 Bordier. — Diathermie et Diathermothérapie, 1922, p. 323.
23 Cathelin (Paris). - Le mythe du forage de la prostate. (*Bull. et Mém. de la Soc. de Méd. Paris*, nov.-déc. 1921, in *Journal de Radiologie*, t. IV, avril 1922, p. 201.)
24 Desnos. — Action du radium sur la prostate hypertrophiée (*Arch. d'électr. Méd.*, n° 297, 10 nov. 1910, p. 941).

25 DESNOS. — Traitement de l'hypertrophie et du cancer de la prostate par le radium (*Bull. Méd.*, 7 mars 1914, p. 231 à 233).

26 GUYON et MICHEL. — Contribution de la sonde à demeure. (*Arch. des mal. des org. gén.-urin.*, 1894, p. 386).

27 HEITZ-BOYER (Paris). — Méthode de la prostatectomie par les courants de H. F. (Congrès de chir. et d'urologie, oct. 1919, in *Revue de Chir.*, 1919).

28 — Traitement de l'hypertrophie de la prostate par la haute fréquence (in Ass. Franç. d'Urol., oct. 1920.

29 — Les applications des courants de haute fréquence en chirurgie (*La Médecine*, juin 1921, p. 688).

30 LEGUEU. — La sonde à demeure ; avantages et inconvénients (*Progrès Médical*, n° 15, avril 1922).

31 MARIANI Carlo. — La chirurghia della prostata, Bologne. 1904.

32 PINEAU (Dr M.) — Manuel pratique du traitement de l'hypertrophie de la prostate par la méthode conservatrice de Reliquet et Guépin, édit. 1918.

PROSTATECTOMIE

33 ALBARRAN. — De la prostatectomie périnéale (Ass. Fr. d'urologie, session 1903).

34 — Rapport sur la prostatectomie (Congrès de Lisbonne, in *Presse Méd.*, mai 1906).

35 BRULÉ (Alfred). — Les indications restantes de la voie périnéale dans la prostatectomie (Th. de Lyon, 1919-20).

36 FREYER (P.-J.) — Conférences cliniques sur l'hypertrophie de la prostate. (Traduction de Valcourt, Paris, 1908).

37 — Un millier d'énucléations totales de la prostate par hypertrophie (IIIe Congrès de la *Britisch Med. Assoc.*, in *The B. méd. J.*, n° 2701, 1912, p. 868).

38 — Une série de 236 cas d'énucléations totales de la prostate pratiquées durant les années 1911 et 1912 (*The Lancet*, 12 avril 1913).

39 Fuller. — The radical treatment of prostate hypertrophy (*The Americ. J. of Ur.*, juillet 1905).

40 Gosset et Proust. — De la prostatectomie périnéale (*Ann. des mal. des org. gén.-urin.*, 1900, t. XVIII).

41 Legueu. — Rapport au XVe Congrès Int. de Méd., sur le traitement chir. de l'hypertrophie de la prostate, 1906.

42 — Résultats de l'anesthésie locale de la prostatectomie (*M. O. Journ. d'Ur.*, 1914-15, p. 600).

43 Métry. — Des fistules sus-pubiennes consécutives à la prostatectomie (Th. de Paris, 1920).

44 Papin (Ed.) — Les fonctions sexuelles et la prostatectomie (Th. de doctorat, Paris, 1908).

45 Pousson. — Voir n° 18.

46 — Les prostatectomies laborieuses (in *Progrès Méd.*, 2 sept. 1922, p. 713).

47 Proust (R.) — De la prostatectomie totale (Thèse de doct., Paris, 1900).

48 Rochet. — La prostatectomie hypogastrique et périnéale comparées (*Lyon Méd.*, 1906).

49 Simons. — Facteurs déterminant la mortalité dans la prostatectomie (*Interstate Med. J.*, juin 1918, n° 6, p. 469).

50 Thévenot et Lacassagne. — Quelques cas de cicatrisation vésicale retardée après la prostatectomie sus-pubienne (Travail de la clinique d'Urologie du Professeur Rochet). (*M. O. Journal d'Ur.*, n° 5, 15 mai 1913).

HISTORIQUE

51 Albert-Weill. — Eléments de radiologie, édit. 1920, p. 808.

52 Belot. — Radiothérapie de la prostate (in *Arch. d'électr. Méd.*, 1911).

53 Carabelli et Luraschi. — La cura dell'ipertrofia della prostata coi roggi X (*Gazetta degli Ospedali*, 1905, n° 73, in *Ann. d'électrobiologie*, 1906, p. 43).

54 CANOVA-NOVARRO. — Radiothérapie de l'hyp. de la prostate (*El Siglo Med.*, mai 1919, p. 433).

55 COTTENOT. — Radiologie et Radiumthérapie. 1921, p. 331.

56 FLEIG et TANSARD. — Traitement radiothérapique de l'hyp. de la prostate (*Ann. des mal. des org. gén. urin.*, 1906).

56 bis — In *Reoue de thérapeutique*, 15 fév. 1907 et in *Arch. électr. Méd.*, 1907, p. 396.

57 FLEIG. — In *Ann. d'électrobiologie de Doumer*, 1908, p. 150.

58 — In *Monde Méd.*, n° 587, 5 sept. 1921, p. 269.

59 FREUD et SACHS. — Expérimentelle Unter Suchengen über der Einfluss der Röntgens auf. die prostata des Hundes (In *Zeists, f. Urolog.*, 1908, p. 983).

60 GUILBERT. — L'hyp. de la prostate en radiothérapie profonde (in *La Clinique*, juillet 1922, p. 175).

61 GUILLEMINOT. — Electrologie et radiologie, 3e édit., 1922, p. 521.

62 GUILLEMONAT (Paris). — IIIe Congrès Int. d'électr. Méd. (Milan, sept. 1906), in *Arch. d'électr. Méd.*, 1906, p. 727.

63 HARET. — Traitement de l'hypertrophie de la prostate par la radiothérapie (IIIe Congrès Int. de Méd. Londres, août 1913), in *Arch. d'électr. Méd.*, 1913, p. 362.

64 — In *Journal de Radiologie et d'électrologie*, 1920, p. 19.

65 HŒNISCH. — Ueber die Rontgenbchandlung der prostata hypertrophie und ihre Tecbik (in *Münch. Med. Woch.*, 1907, p. 661).

66 HUNTER (J.-W.) — In *The American J. of the Med. Sciences*, janvier 1908.

67 — Même journal, fév. 1912, p. 247.

68 KISCHNER. — (In *D. M. W.*, 1917), in *Journal de Radiologie et d'électr.*, 1918, p. 142.

69 LANARI (Dr Alf.) — Act. des rayons X sur la prostate (in *Arch. d'élect Méd.*, 1908, p. 176.

70 LASSUEUR (Lausanne). — Traitement de l'hypertrophie de la prostate (in *Arch. d'électr. Méd.*, 55 mai 1907, n° 214).

71 LOUMEAU. — De la radiothérapie appliquée aux cancers

et aux hypertrophies de la prostate non justiciables de la prostatectomie (in *Arch. électr. Méd.*, 1908, p. 190).

72 Moskowicz. — Nouveaux succès de la radiothérapie intra-rectale dans l'hyp. de la prostate (in *Bull. Méd.*, 2 août 1905).

73 Moskowicz et Stegmann. — Traitement de l'hyp. de la prostate par les rayons X (in *Revue de Thérap.*, septembre 1905).

74 Oppenheimer (Francfort-sur-le-Mein). — L'irradiation dans l'hypertrophie prostatique(in *Journal d'Urol.*, sept. 1920, p. 153).

75 Oscar-Ehrmann. — Contribution à l'étude de l'irradiation des testicules en cas d'hypertrophie de la prostate(*Münsch. med. Wochens*, mars 1912, p. 704).

76 Oudin et Zimmern. — Radiothérapie et radiumthérapie, 1913.

77 Ratera (J. et S.) — Traitement radiothérapique de l'hypertrophie de la prostate (*El Siglo Med.*, septembre 1919, p. 819).

78 Rotarts (Heber). — (In *Ann. d'électrobiologie*, 1903, p. 124).

79 Schlagintweit. — Die Behandlung du prostata hypertrophie mit Röntgenstrahlen (in *Zeistschrift f. Urol.*, 1907, p. 51).

80 Toppeiner. — Contribution au traitement de l'hypertrophie prostatique par l'irradiation des testicules (*Deutsche Zeits. f. chir.*, t. CXV, fasc. 5 et 6, p. 568).

81 Villiams (Francis-H.) — In *The Boston med. and Surgical J.*, 1905.

82 Wilms et Posner (Heidelberg). — Etiologie de l'hypertrophie de la prostate et son traitement par l'irradiation du testicule (*Münsch. med. Wochens*, 1911, p. 975 ; in *Presse Méd.*, janvier 1912, p. 22).

83 Vullyamoz et Perrin (Lausanne). — IIIe Congrès Int. de Physiothérapie, Paris, 1910 (in *Arch. d'électr. Méd.*, 1910).

84 Zindel (Strasbourg). — Recherches exp. sur l'action sur la prostate par des irrad. Röntgen des testicules (in *Zeuts f. Röntgen*, 1913, n° 9, p. 385).

MÉTHODE DU Dr Th. NOGIER

85 Dr Th. Nogier. — Une nouvelle méthode en radiothéraphie (*Arch. d'électr. méd. et de physiol.*, n° 474, mars 1922, p. 78).
85 bis Dr Th. Nogier. — (in *Lyon Médical*, n° 10, 25 mai 1922, p. 440).
86 Dr Th. Nogier. — Communication au C. A. F. A. S. de Montpellier, 24-29 juillet 1922 (in *Arch. d'électr. méd.*, août 1922, p. 234, résumé).
86 bis Dr Th. Nogier. — In *Journal de Radiologie et d'électrologie*, n° 10, octobre 1922, p. 479 à 482.

TRAITEMENT RADIOTHÉRAPIQUE

87 Yvert. — In *Revue pratique des mal. des org. gén.-urin.*, 1er septembre 1905.

MODE D'ACTION DES RAYONS X

88 Guilbert. — Voir n° 60.
89 Païs (Rome). — Radio-excitation des organes hématopoïétiques dans le paludisme. (*Archives d'élect. méd.*, sept. 1919, n° 444, p. 257).

TABLE DES MATIÈRES

Pages

INTRODUCTION.. 9

PREMIÈRE PARTIE

CHAPITRE PREMIER. — Hypertrophie de la prostate.... 13

CHAPITRE II. — Traitement de l'hypertrophie prostatique.. 23

CHAPITRE III. — Prostatectomie. Indications et contre-indications. Résultats........................ 26

DEUXIÈME PARTIE

CHAPITRE IV. — Traitement radiothérapique. — Historique.. 31

CHAPITRE V. — Méthode du Dr Th. Nogier. — Nouvel appareil « le Cheval »........................ 39

CHAPITRE VI. — Traitement radiothérapique. — Avantages et inconvénients. Indications............ 46

CHAPITRE VII. — Mode d'action des rayons X......... 51

OBSERVATIONS.. 56

CONCLUSIONS.. 71

BIBLIOGRAPHIE.. 75

www.ingramcontent.com/pod-product-compliance
Ingram Content Group UK Ltd.
Pitfield, Milton Keynes, MK11 3LW, UK
UKHW021107270726
13993UKWH00006B/1056

9 782329 089034